AQUARIUS

AQUARIUS

AQUARIUS

AQUARIUS

後青春 Restart

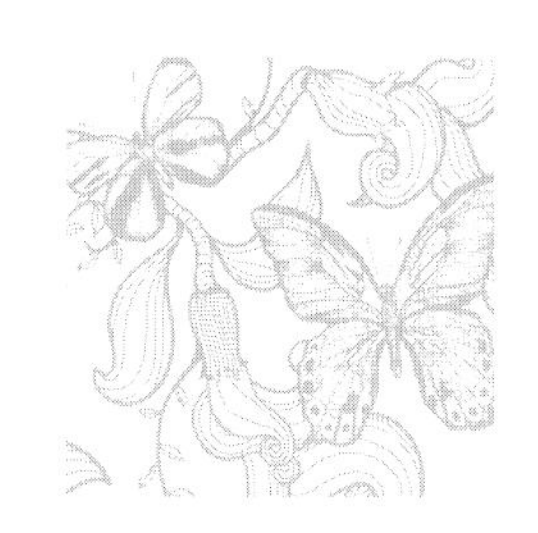

後青春，更超越青春。
從心理、健康、照護，到尊嚴的告別，
我們重新啟動一個美好的人生後半場。

允許

最溫柔的療癒

悲傷

馮以量

讓離去的病人得到善終，
讓喪親的家屬得到善生，
讓彼此的關係得到善別。

謹獻給所有我曾經陪伴過的喪親者。

【推薦序】

哀傷、愛與思念

楊育正◎台灣安寧照顧基金會董事長、前馬偕紀念醫院院長

只為　你的悲哀已揉進我的
如月色揉進山中　而每逢
夜涼如水　就會觸我舊日疼痛

——席慕蓉〈非別離〉

今年是我行醫第四十年，四十年來，我看到台灣對病人照顧有很大的改變。近

二十五年來我專注於婦科癌症，回想多年前行醫伊始，癌症醫師面對癌症，可用的治療不多，許多時候醫師都束手無策，這時醫師有兩種態度，第一種是面對治療失敗，深覺無以面對病人，於是漸疏訪視，病人就在醫師的態度上面看到自己的前景，彼此無能為力。第二種態度則是深覺挫折和愧疚，雖仍維持日日巡房，但就如電影《心靈病房》（*Wit*）裡那位年輕醫師傑森，每天探訪病人時只剩一句台詞：

「How are you doing today?」

隨著醫學的進步，我們看到許多絕症都已漸有有效的治療和控制，尤其在一九八〇年以後，安寧緩和醫療的風潮已傳到台灣，五十年前桑德絲Cicely Saunders所創始的Hospice（臨終關懷，又稱安寧照顧）的概念在台灣迅速被大家認同而推展，清楚揭櫫對末期病人須有效的疼痛控制和症狀治療、給予病人尊嚴、同理、尊重，即使我們對疾病已無法治癒，我們仍有許多著力之處施行安寧緩和醫療，尤其是全人、全隊、全程、全家、全心的照護原則，已經成為醫療極限處醫療團隊共同遵循的準則，而多專業團隊的照護方式，更是從陪伴病人延伸到陪伴家屬，從追求使逝者平安，延伸到使生者也無憾。近年來靈性關懷師的紛紛投入，更使善終和善生更為周全。

提到善生和善終，就不由得令人想到長年在善生和善終這個主題上努力的馮以量。馮以量是知名的資深輔導員，他處理過的個案經歷遠逾千例，他精於提供個人輔導、家庭輔導、團體輔導，提供家庭重塑、喪親失落輔導與臨終關懷，他並因如此豐富的經歷，在輔導人中他也重新一再的挖掘自己心靈深處的自我，並有所成長。他說：「喪親的痛永遠走不完，它只能不斷的轉化，就像被烙印的傷疤，雖然永遠無法磨滅，可是能夠結疤，不會永遠淌血。」這是馮以量多年經驗的結晶，也是他自己從幼年喪父、喪母的心靈困境中破繭而出的成長經驗。

如今他將多年處理喪親者的核心議題「如何處理哀傷」的豐富經驗，藉著一個又一個的實例寫成本書，讓讀者學習如何讓「凝固的哀傷融化」，讓愛與思念在正向的思緒中溫馨的流動，正向的面對哀傷，使它成為一種力量。

十九世紀美國小說家華盛頓．歐文Washington Irving說：「**There is a sacredness in tears. They are not a mark of weakness, but of power. They speak more eloquently than ten thousand tongues. They are the messengers of overwhelming grief, of deep contrition and of unspeakable love.（淚水是神聖的，它不是柔弱的記號而是力量的表現，淚水遠勝於千言萬語，訴說著強烈的哀傷、深**

沉的悔恨，以及無可言喻的愛。）」著名的生死學大師伊莉莎白．庫伯勒－羅斯Elisabeth Kübler-Ross也說：「哀傷的五個階段是一個骨架，讓我們可以學習如何與我們逝去的親人一起生活下去。」

「正向的面對哀傷，讓愛與思念在正向的思緒中溫馨的流動，使它成為一種力量」是我感受馮以量此書所傳達的最重要訊息。

我近年來多參與台灣安寧照顧基金會事工，對心靈照顧有較多的接觸，有幸能先讀馮以量此書，深受感動並多學習，深願藉此推薦，是為序。

【自序】

請還悲傷一個原貌

很多人以為我很強大，其實不是的；很多人以為我很幽默，其實也不是。這些光亮的面貌只是我生命中眾多面貌裡的其中兩個部分而已。

我有強大和幽默的一面，我喜歡如此光亮的自己。同時，我也擁有很多黑暗的面貌。

哀傷曾被扭曲

過去有很多時光裡，我把自己躲在浴室裡，邊洗澡邊流淚；有些時候，我把自己跳進泳池裡，一面游泳，一面讓眼淚流下；也有些時候，我把自己藏在電影院的角落裡，藉著電影感人的對白及畫面，流著那些我不曾被處理的失落；更有些時候，我獨自開車時，自己一人哼著那些總有辦法勾起我生命寂寞的歌曲；有時候，我允許自己掉淚，有時候我不允許，甚至還會用手打自己後腦，不讓自己掉眼淚。

哀傷之所以如此扭曲及壓抑，主要原因是從小我就失去了讓哀傷流動的能力。媽媽希望作為男生的我不要常流眼淚。小時候，只要我一哭，媽媽就會鞭打我、打我後腦，直到我不哭為止。只要我不哭了，我就不會再被懲罰。

「男子漢大丈夫，流血不流淚！」

「要做一個有用的人，不要哭，醜死了！」

「你哭，你就很女性化。男人是不哭的！」

「你再哭，我叫（已逝多年的）爺爺來找你！」

以上這些都是阻止小時候的我哀傷的咒語，大人們留給我的批判和恐嚇植種在內心，經年，累月……

哀傷持續擴大

一路上，我成功地被訓練擁有不再哭的能力，卻也同時失去面對哀傷的能力，讓一路上的哀傷持續重疊、累積，進而壓抑。

哀傷，自父母相繼去世後，揮之不去，也逃不開。哀傷，極度陰魂不散。

在深夜裡，我總是沒有辦法阻止哀傷不斷擴大。

在寂寞時，我不由自主地想起那些令我哀傷的事，那些我失去的重要人物。

卻又總是在晨曦來臨時、在群眾面前，我再次用回我強大的、幽默的面貌來應對這一切。

日復一日，年復一年，我的孤單總是自己陪，我的哀傷只有自己靜靜在擦淚。

而我，很討厭如此脆弱的自己。

這龐大而且被壓抑的哀傷，我無法、也不知道如何處理，因此曾萌起兩次自殺意念，以及一次有計劃性的自殺。

學會融化哀傷

就在這樣的時候，許多病人出現了。許多喪親者告訴了我當他們的摯愛去世後，他們如何面對自身的哀傷。

原來，一個人需要讓哀傷還原。不需比較、不需批判、不需建議，就是讓哀傷還原而已。

是死亡讓我謙卑，是哀傷讓我柔軟。

從見證他們流淚、陪著他們流淚，到我和他們一同流淚的歷程裡，我看見了自己的突破與成長——是他們教導我如何讓凝固的哀傷融化，讓流動的哀傷轉化，化為思念與愛。

如今，我很舒服地和大家分享我的哀傷，也很自在地讓自己的眼淚在群眾面前流下。我從個案們的身上學習了很多，得到了很多的感動。得到了他們的允許，我把一部分的他們帶到了你的眼前，希望透過真實的故事，給你的生命一些善生的允許，讓我們僵固的一些社會文化，得以在你內心稍微鬆動一些。

最近，我有了一個新發現，我發現原來我只懂得流眼淚，我的哀傷是沒有哭聲的。過去成人世界授予的教育及關愛，也讓我的哀傷失去了哭聲。不管怎樣，我，依然願意在這段成長道路上，和大家一同繼續學習、成長。

各位讀者，你手中捧著的這本書，是我在這三年內做了三次大幅度的修改，決定擱置所有有關悲傷輔導的道理及理論，就只想簡單地用我最真誠的文筆來和你說故事。無非就是希望能夠營造一個安全且不威脅的閱讀環境，讓你也能夠和自己的哀傷共處。

且讓我們一同還悲傷一個真實的原貌。

祝願你也能找到如何與哀傷共處之道。請好好地善生。

祝福書中所有的真實人物，祝福各位，也祝福自己。

目錄

【特別收錄】

面對喪親者，我們可以做的幾件事。

「失去」是人生必經之路，也是必學的課題。面對喪親之痛，我們可以藉著以下三道練習，讓情緒釋放，讓心更柔軟，也更強壯。

(一) 給自己溫暖的引導

悲傷壓抑久了，即使想流淚，一時也可能找不到開關。當人長期處在外強

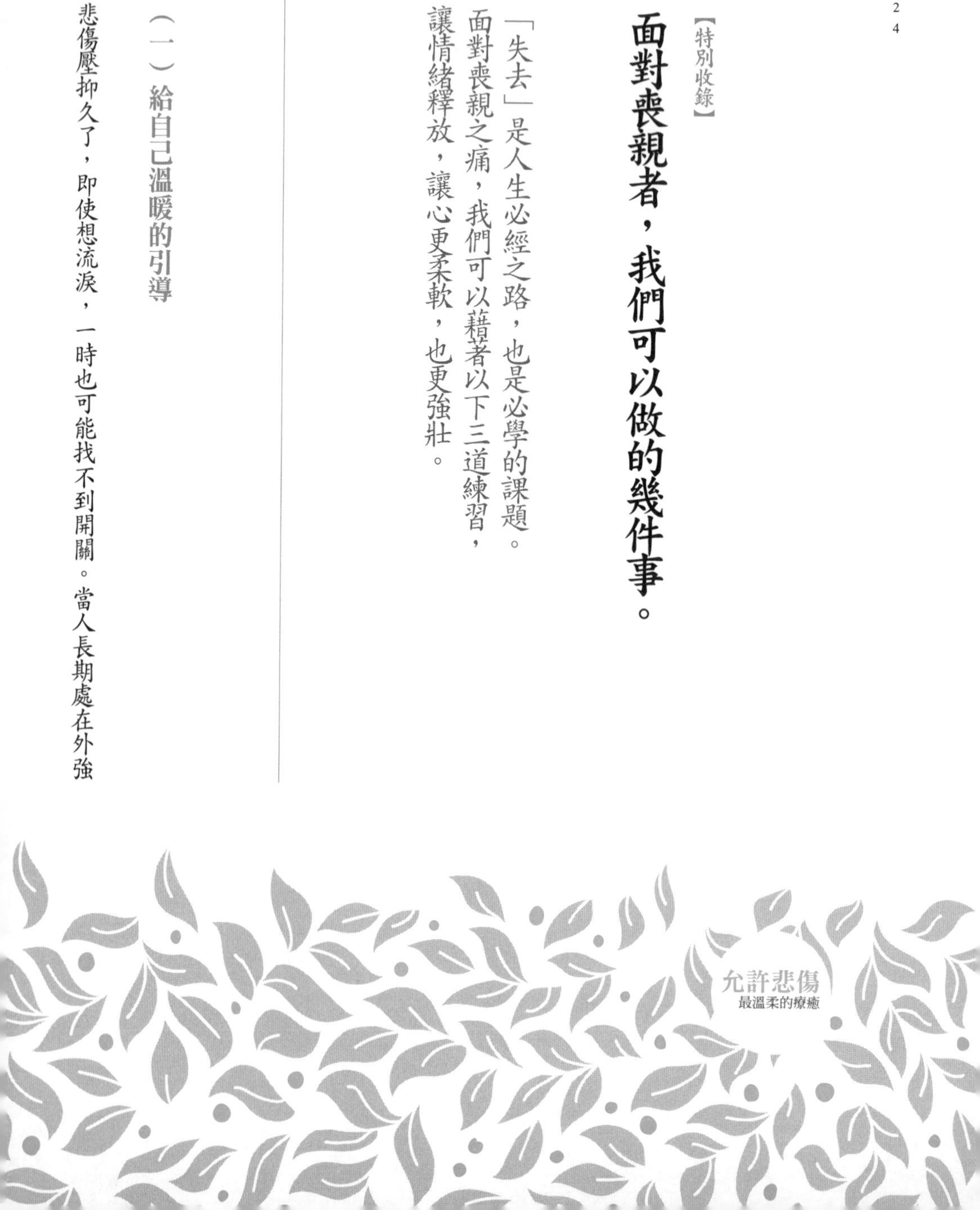

中乾的狀態下，情緒出不來，心就會生病。此時，如果想流淚發洩情緒，或安慰自己，請試著對自己說出以下的話：

1「哭吧。我已經做到最好了。」

2「即使他／她走了，但我知道，他／她的愛還在，會永遠都在。」

3「我希望我能得到自己的支持，我不要再審判自己，因為我盡力了。」

4「哀傷是沒辦法被解決的。我知道，這份哀傷會跟隨著我，而我也會允許它跟隨著我。」

5「即使我失去了我愛的人，我也會好好愛自己，因為我值得被自己所愛。」

6「即使他／她離開了這個世界，他／她曾給我的愛，足以讓我活下去。」

7「如果我能原諒自己或他／她，那當然很好；但要是我無法原諒，我也不用強迫自己一定要聽別人的勸告。」

8「我是失去了愛沒錯，但我不用成為受害者，我有自己面對哀傷的方式。我相信，我值得擁有更美好的生命。」

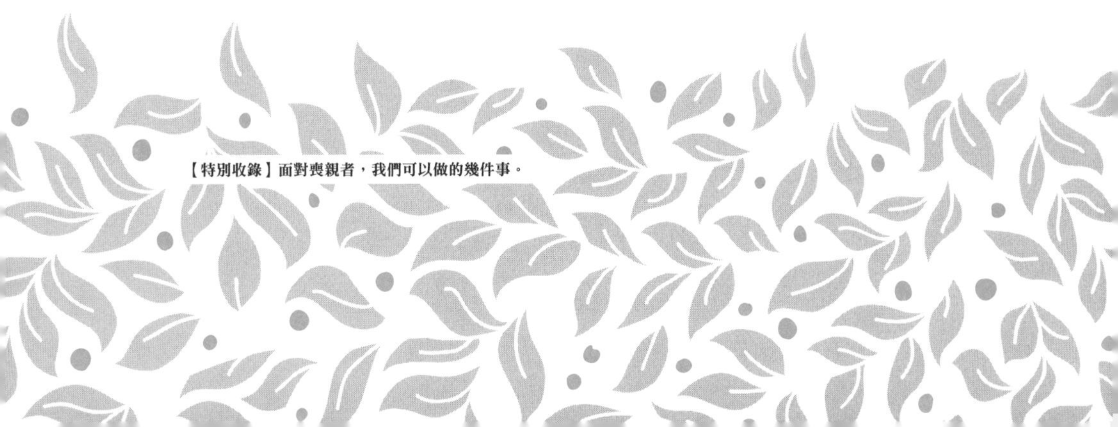

9「我想，我可以為自己或他／她的生命，做一點努力。」

10「我現在所面對的打擊只是生命中的一個過程而已，但是打擊並不是生命的最終目的。它會過去。」

（二）不要對喪親者說的負面勸慰

華人社會習慣以說教代替包容，然而，面對喪親者的痛苦，這樣的勸告只會帶來反效果。底下是避免對喪親者說的常見負面用語：

1「不要再哭了。」

2「我瞭解你的痛苦，我曾經歷你的痛。」

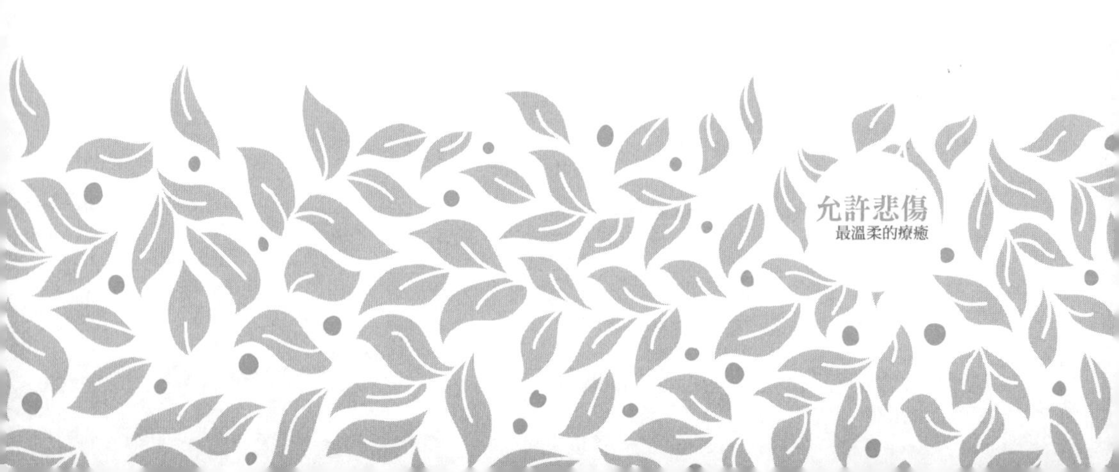

3「為什麼人走了，你一滴眼淚都沒有？」

4「生老病死本來就是每個人都無法逃避的，請節哀順變。」

5「都快一年了，怎麼每次談起這件事，你還是流眼淚？」（可用更長年份代換）

6「你們還年輕，再生一個吧。」

7「媽媽已經哭得很傷心了，你們作孩子的記得要聽話，別再給媽媽煩惱。」

8「你什麼時候才打算把他房間遺留下來的物品清一清？」

9「他生前你都不孝順他，現在葬禮你為他做這麼多，也是沒有用。」

10「反正人都不在了，你現在要想的，就是振作。」

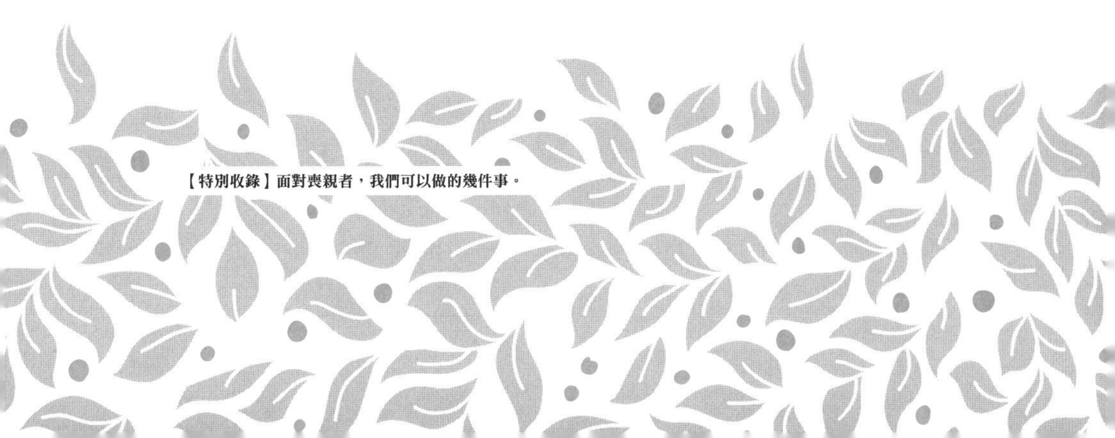

（三）給喪親者溫暖的關心

當你想安慰喪親的朋友，是否也擔心自己的話沒幫助，甚至造成二度傷害？底下是給喪親者的幾句關心話語，讓你能夠更適當的表達支持：

1「當你需要我的陪伴時，打電話給我。我們去吃晚餐／喝杯下午茶。」
2「眼淚如果壓在心裡很難過，你就讓它流出來吧。但如果沒辦法哭，我們也不要勉強。」
3「你如果想找人談談，我很樂意聽你說。要是你想獨處，我也覺得很好。」
4「不是所有悲傷都可以走出來，因為有些人是我們很難忘懷的。」
5「你要是暫時無法原諒自己，或者已經不在的他／她，也沒關係。」
6「請你繼續用自己感覺舒服的方式去經歷悲傷、去思念他／她。」
7「你不需要和她／他說再見，你可以在心裡和她／他維持一段關係。」
8「如果你想放下，那你就放下。如果你想要守著，那你就守著吧。」
9「沒有任何人可以取代他／她，請你好好把他／她放在心裡。」

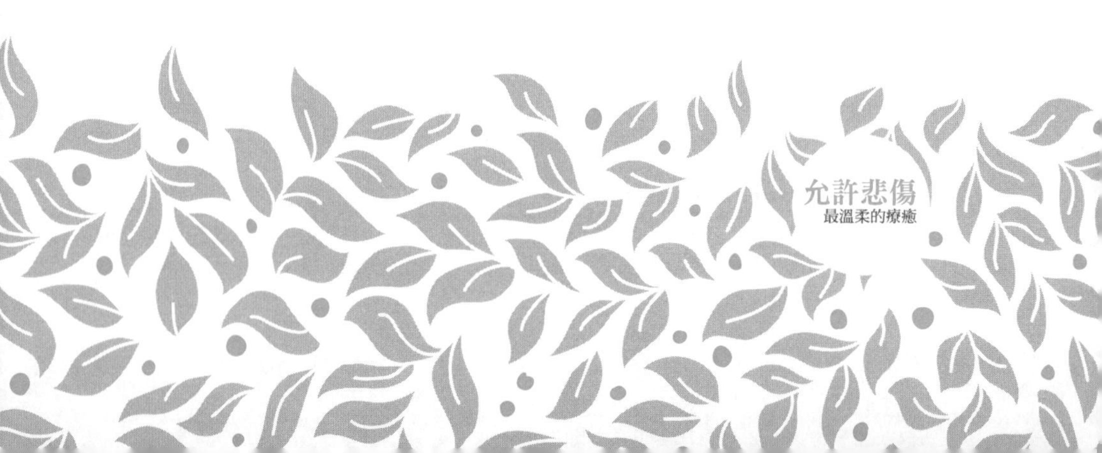

10「他／她去世一週年了，我們一起做些什麼來思念他／她吧，好不好？」

11「只要不傷害自己，不傷害別人，就按照內心的聲音去經歷哀傷吧。」

12「脆弱不等於失敗。脆弱的心裡有柔軟，柔軟心是人活在這世上最珍貴的特質。復原最需要的就是一顆柔軟的心。」

13「祝福你在悲傷裡頭，能發現和感受到她／他留給你的愛。」

因失去而開始

我們誤以為不談起失落，就不會勾起哀傷，彷彿事情就可以如此過去，生活的步伐也可以如常運作。

真相是：失去摯愛的哀傷是無法壓抑、遺忘，更是無法逃避的。

當摯愛的人去世後，喪親者在往後的日子裡開始需要經歷哀傷。那段哀傷的道路，有些人只花了一小段的時間，就能回到正規的生活上；有些人用盡一生的力氣，依然陷在哀傷的漩渦裡，走不出來。

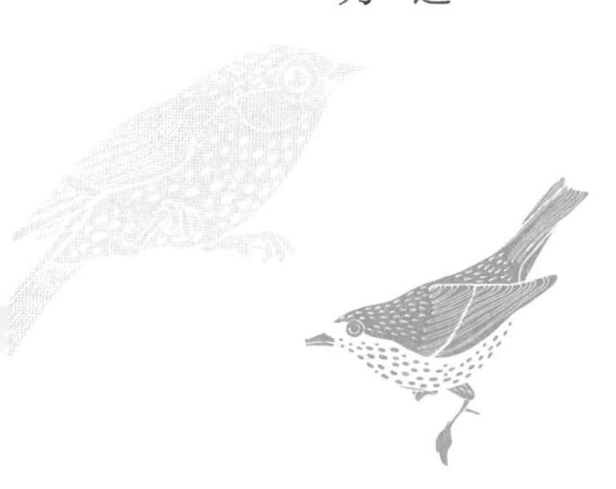

我十三歲失去父親，十八歲失去母親。在毫無選擇下，我在那六年的青春期裡被迫面對失去雙親所帶來的打擊。這一份雙重的失落，讓我幾乎窒息，促使年少的我頻頻想放棄生命。

那時候的我不懂得如何處理哀傷，也沒有人教導我如何處理它，所以我嘗試去壓抑它、遺忘它、逃避它。現實的生活裡，身邊也沒有任何一個人主動和我去談起這兩次失去父母的悲傷經驗。我就這樣在傳統封閉的文化下逐漸長大。

逃避哀傷，傷害愈大

我們誤以為不談起失落，就不會勾起哀傷，彷彿事情就可以如此過去，生活的步伐也可以如常運作。

真相是：失去摯愛的哀傷是無法壓抑、遺忘，更是無法逃避的。

哀傷就像掃在地毯底下累積多年的垃圾，不時發出異味；哀傷也像處於不鏽鋼鍋裡的高壓熱氣，不時發出高亢聲響；哀傷更像隱藏在心裡的一枚針，在深夜裡不停地刺探那還在淌血的心靈傷口。

還記得當時二十幾歲的我，每逢週末來臨時，一股沉重的憂傷經常會導致我無法呼吸、無法獨處在睡房裡，雙手不斷顫抖的我，只好往外逃跑，我想遠遠地逃開那憂傷，可是它卻怎麼也甩不掉。於是我染上酒癮。我若不靠酒精麻醉自己，便無法在深夜裡入睡。

除了憂傷，我心中也有一股無法掌控的怒氣。只要看到不順遂的事情再次發生，我就會大力地咬傷自己右手食指的第二節肌肉，也會大力地拳打自己的後腦。當同事的表現、親友的作為不符合我的要求及期待時，我就會大聲叱罵。那源源不絕的怒氣，讓我和自己的關係，以及和別人的關係都變得緊張、焦慮，漸形疏離。

其實，那些憂傷所帶來的酒癮、怒氣所帶來的破壞，都和我失去雙親的哀傷有很直接的關係。當我不去直視哀傷這感覺時，它就轉化為癮與怒了，像雪球般愈滾愈大，直到癮與怒放肆地蔓延在我各個層面的生活裡。

我當時無法察覺，也無力處理。有一次，我站在高樓頂層，頭腦冒出了一句話：「如果現在能夠跳下去，那該多好！」

二十六歲的我知道事態嚴重，必須自救，於是鼓起勇氣尋求輔導。

面對哀傷是一種力量

我依然記得我第一次向輔導老師說出我對爸爸去世的虧欠、對媽媽去世的不捨時，我的雙手發抖又抽筋。那壓抑已久的哀傷一發不可收拾，我在輔導室裡抽泣了一個多小時。

那是我第一次和自己的哀傷如此靠近，原來它並沒有可怕到我需要壓抑它、遺忘它或逃避它。

我學會的是：別急著走出哀傷，也別急著拋開哀傷，讓哀傷陪著我，耐心地讓哀傷陪著我，主動地面對哀傷，因為那裡頭，有我親愛的家人留下來給我的愛。

當我愈是主動地經歷自己的哀傷時，我的怒氣和酒癮就沒有太大的魔法來掌控我了。

二十九歲的某一天，姊姊對我說：「你變了，變得讓人可以靠近你。」

如今的我，已能接受「失去雙親的哀傷」將會是一生陪著我的事實，也能接受我是「無法走出喪親的哀傷」的現實了，我知道我有能力去處理它，而不讓它腐蝕我的生命。

因為失去，所以善生

我很羨慕有些人的哀傷比較直接了當，可是我知道我的哀傷，既複雜又頑固。加上我自己那感情細膩的個人特質，我愈來愈能接受不是所有人的哀傷都可以走出去。但是，我們每個人都可以在每一次哀傷到訪時，帶著無懼及感恩的心走過去。

我深信生命不會虧待我，每一次走過失落與哀傷，生命都會隨後送我一份又一份的禮物，好讓我能夠好好活下去。

能夠擁有哀傷的能力，是老天爺賜予的恩寵，不要平白無故忽略這份寶貴的能力。

若不是這樣的失去，我不會懂得珍惜生命所有。善生，是要對自己承諾：失去後還要好好活下去！

嗯，是的，我的善生就是給我離去的父母最好的報恩及禮物。

這本書所有的故事都因失去，而開始……

隱藏哀傷的哀傷

我們以為我們不說「哀傷」，它就不在了。我們以為我們不再感受「哀傷」，它就過去了。問題是，我們不再說它、不再感受它時，被隱藏的哀傷因為沒有任何管道可以流動，離開，導致每個家庭成員都各自面對著自己的哀傷，卻又不可讓彼此知道……

我帶領「走過悲傷」工作坊時，常會雕塑模擬家庭來解說家庭成員的哀傷。那一天，我邀請了八位學員主動扮演父母、兒女、祖父母、外公及外婆。

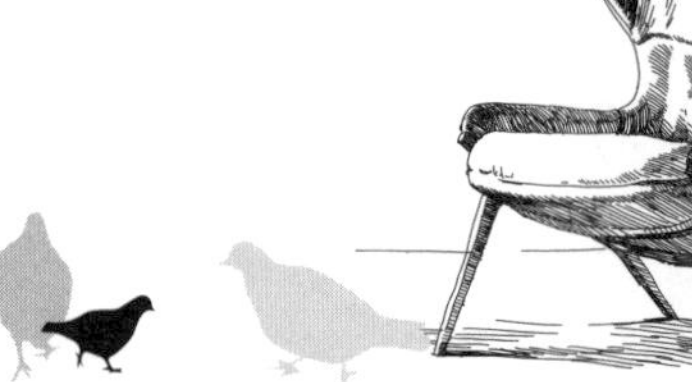
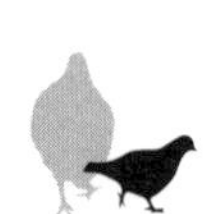

我問他們：「請問你們當中有誰願意先離開人間？」有位扮演兒子的男學員舉手說：「我願意先離開。」當時他在扮演一位僅有六歲的男生，上有父母、祖父母、外公及外婆，下有一個妹妹。

男學員這樣的答案是讓我驚訝的。可是因為尊重他的意願，我們唯有讓他躺在地上，隱喻著他已離開人間。

團體裡，有一位女學員坐在團體中看我們做家庭雕塑，她突然在椅子上彈跳起來，指著那位躺在地上的男學員：「這個就是我的家。這是我的哥哥！」說完後，頓時覺得自己失態，又趕緊安靜地坐回原位。

我知道她在願與不願開放之中掙扎著。我觀察她時而激昂、時而封閉的能量，相信這不刻意的情境可能來自更高層次力量的安排，好讓這一件事情在她面前重現。

我問她：「你要自己扮演妹妹嗎？」

我邀請她走進那個虛擬的家庭裡扮演新生命的誕生。自這一位六歲的男孩去世之後，她誕生了。

妹妹，對不起

她選擇了一個位置，即蹲在媽媽的跟前。她看著媽媽，可是媽媽不願意看她，只是持續望著那已經離逝的兒子。

這是一個想要屬於媽媽的位置。這是一個只看著媽媽生活的角度。這個位置，決定了女孩的一生。這個角度，也決定了女孩的視野。

女孩的能量剎那間封閉起來。她連忙回到自己的座位上，直視著自己剛剛創作的家庭雕塑。

我讓之前的女學員代替她，繼續蹲在媽媽的跟前。我請他們三人說一些話。

扮演女兒的學員說：「媽媽，請你看一看我。」

媽媽不發一語，依然看著去世的兒子。

扮演兒子的學員對妹妹說：「妹妹，對不起。」

這句話，碰觸到她內心深處。她坐在團體內，眼淚大滴大滴地從眼眶裡滑下。

大部分人的哀傷其實並不需要被治療，也不需要被輔導，只需要安靜地坐在旁邊陪伴著。

看著她雙眼流下的眼淚浮現著多年的哀傷，我們的團體安靜地陪著她，良久。

更深層的哀傷

我主動劃破沉默，再邀請她：「我不會要你再走進去，我反而希望你能夠坐在這裡看一看，這個家庭到底發生了什麼？」

「我媽媽從來不對我們說哥哥去世的事情。她把自己包裝起來，讓自己很積極、很樂觀、很開心。可是，我知道她是不開心的。我剛才聽到哥哥說他對不起我，其實我心裡很痛。他沒有對不起我，我們全家人都很愛他，到現在都還很愛他。」

她的眼淚不曾停止，我彷彿看見「哀傷」在這個時空終於可以自由地成為它自己。

我對她說：「如果你能夠為這個家庭取一個名字，你會想到什麼？」

她看著她自創的家庭雕塑，思索一番，嘆了一口氣說：「這是隱藏哀傷的哀傷。」

我隨即問：「你能多說說那是什麼意思嗎？」

「這個家是隱藏哀傷的。哥哥去世是一個事實。只是因為媽媽無法面對哀傷，全家人便刻意配合媽媽隱藏哀傷。那隱藏哀傷的哀傷才教人哀傷。」

我覺得她說得真好，一針見血。聽她如此解釋，我完全瞭解了她剛才時而開放時而封閉的能量。那是從媽媽和家中學來的。畢竟，我們的父母如何面對哀傷，也會直接影響我們如何面對哀傷。

看見它，它便能流動

在大部分的家庭裡，討論死亡是忌諱的。死亡所帶來的哀傷更加不可多談。為了不再讓我們痛苦，我們要一同把哀傷藏起來，藏在連我們都忘記把它藏在何處的地方。

其實「哀傷」想要離開這個家庭，因為「幸福」在家門口等了多年，希望來代班，可是這家人把「哀傷」隱藏起來，它便沒有管道離開這個家庭，也沒有位子讓「幸福」來接班。

我們以為我們不說「哀傷」，它就不在了。我們以為我們不再感受「哀傷」，它就過去了。

最大的問題就是，我們不再說它、不再感受它的同時，被隱藏著的哀傷因為沒有任何管道可以從這個家庭流動而離開，導致每一個家庭成員都各自面對著自己的哀傷，卻又不可讓彼此知道。

隱藏著的哀傷讓大家心裡存有一股壓抑著的能量，無法疏解，因此「哀傷」才會轉變成憤怒與憂鬱，來干擾每個家庭成員的生命。

我很欣賞這位妹妹主動跳出來告訴我們：她的家庭就是這樣隱藏哀傷的。她當下突然間再次封閉自己，是因為她想要像媽媽那般繼續隱藏哀傷。

搖擺在「要找回它」或「要隱藏它」之間，這兩股內心的思維不斷地交戰。

直到我聽到她嘆一口氣說「這是隱藏哀傷的哀傷」，她終於掙脫媽媽面對哀傷的模式了。我暗地裡替她高興。她不需要重複她母親面對哀傷的經歷。

我能感覺到當下的「哀傷」也笑了，在這個空間裡，它被妹妹的眼淚及言語釋放了。它不再需要被隱藏，它被妹妹看見了，也被妹妹感受到了。它終於可以流動了，感覺真好。

從事哀傷撫慰工作的心理治療師威廉・華登Dr. William Worden曾說過：「完成悲傷工作的第一步就是：先去接受失落的事實。」

善生，就是要我們把隱藏多年的哀傷給找回來。我們需要做的是看見它、感受它，如此才能看見而感受它背後隱藏著的愛與思念。就像這位妹妹一樣，原來哀傷的背後，有著她對哥哥和媽媽濃濃的愛與思念。

不是我不要哭

要處理小孩的悲傷，只有一種方法：請允許他們悲傷。

即將去世的男病患，岳父、妻子和兩位女兒都在床邊陪伴他。男病患吐出最後一口氣後，大家的情緒波動雖不大，卻不禁流下眼淚，安靜地送他離開。唯獨十歲的大女兒坐在一旁，不斷地滑手機，彷彿去世的不是她的父親。

一個小時後，當我們在商討身後事時，大女兒突然在我們面前嚎哭！她的媽媽和外公大聲罵她：「不要哭！」

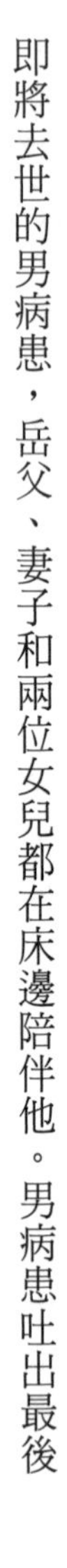

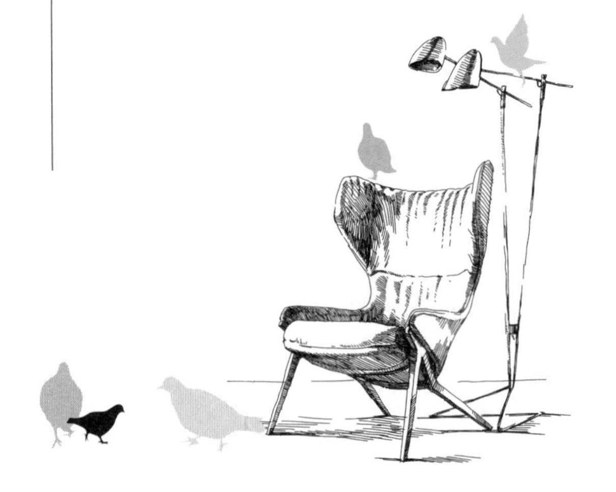

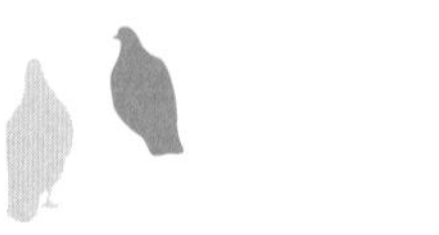

他們覺得她沒有禮貌，尤其是在我們商量重要事情時，嚎哭的行為是不適宜的。

哭吧！允許自己悲傷

陪伴這個家庭的那段日子裡，我觀察到這位大女兒一直在壓抑著自己的憂傷。難得她這次可以放聲哭泣，怎麼能阻止她的悲傷流通呢？

我沒有阻止她的長輩罵她，等到商討完後便對她的外公說：「我可以帶她出去，陪她一下嗎？」

得到他們的允許，我蹲下來對著女孩說：「我們到樓下花園走走，好嗎？很快就回來。」

我牽著她的手，陪她走出房門時，她的外公依然大喊：「叫你不要哭！」

聽到這句話，我心裡是生氣的。可是我需要把生氣放在一旁，我知道我生氣的不只是外公而已，而是整個中華文化的社會。這個社會不鼓吹顯露悲傷、不允許傷心的人流下眼淚。我不怪外公，因為他看不到外孫女已經無法再硬撐她那憂傷的身心！

要處理小孩的悲傷，只有一種方法：請允許他們悲傷。所以，請成年人不要試著壓抑自己的悲傷，請誠實面對自己心中那五味雜陳的悲傷。唯有這樣，我們才知道如何陪伴小孩面對他們的悲傷。因為我相信壓抑的悲傷會藏在潛意識裡，會有意無意地在往後的日子裡扭曲生命、腐蝕心靈。

我們走出房外，她便開始哭泣。我不得不停在走廊。蹲下來，我看著依然哭泣的她。

「不是我不要哭！」她抽泣地重複兩次。

「嗯。是的。不是你不要哭！」我複述。我知道這意思是剛才父親離逝時，她無法哭泣。

「這段日子，你看到大家都哭了。所以你告訴自己不要再哭了。哭了也沒有用！」我輕聲地說出她心底的話。

她聽到這一句話，哭得更大聲。

「孩子，你的眼淚是我非常珍惜的，在我面前，你只需要負責哭泣。現在你不需要再管任何家務事，你現在只需要好好地照顧自己的心情。」我握起她的手，放到她的心上。

釋放委屈，聽見自己

大女兒在家裡的角色是幫忙母親維持家庭運作，如做家務、煮飯、照顧妹妹等。這段日子裡，她沒有時間面對自己的傷心，也不允許自己傷心。

被諒解的那一刻，她閉起雙眼，放聲大哭了。我不遞上紙巾，只是繼續蹲著，和她的眼神有著同樣高度的視線，安靜地陪著她，讓她透過眼淚，釋放這一段日子的委屈和難受。畢竟，她失去的是她心愛的父親。

當她停止哭泣，開始願意和我相望時，我回應：「你很棒！」我忍不住撫摸她的短髮。

她點點頭：「嗯。」

「待會兒我帶你回到房間，你還想要對爸爸說些什麼嗎？」

「他還聽得到嗎？」

「當然！你說的話，他一定聽得到。心臟停了，可是聽覺卻是最後才消失的。」我繼續說：「你會害怕握住爸爸的手嗎？」

「不會。」

「那你可以握住他的手，在心裡說給他聽。不要告訴其他人，也是可以的。」

她點點頭。

「現在心情怎樣？」

「好多了。」

「下次你有眼淚，一定要流出來。好不好？眼淚就像大便一樣，不能憋在身體裡不放出來的，這樣會生病的哦！」

她笑了。我也笑著用右手抹乾她的眼淚，然後拍拍她的肩膀，牽著她的手，帶她回到病房和爸爸道別去。

當喪禮完成後

當下的我，讓自己的哀傷浮現。不批判、不抗拒、不排斥，也不分析，完全單純地用眼淚來傾瀉自己對五姑的思念與不捨。我知道我正在安撫著自己的哀傷……

辦喪禮時，有兩個生命課題會一直來回搖擺。

我們既要處理許多外在繁瑣的事情，也要面對內在喪親的哀傷。因此大部分的喪親者都會在辦喪禮時，在面對「事情」（外在）和面對「哀傷」（內在）之間遊走。

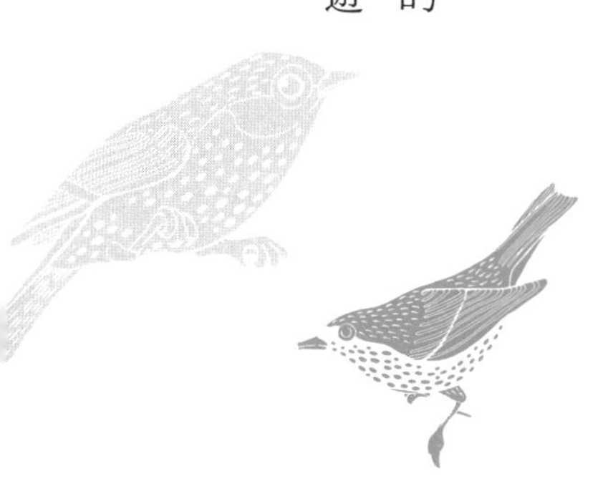

我認為是文化、性別及個人的能力在影響我們——先去面對事情（外在），或先面對哀傷（內在）。

我們的家庭文化主張「男主外，女主內」，因此大部分的男人都會被賦予處理事情的角色。請不要以為男人沒有眼淚，男人只是硬把自己給堅強起來而已，所以不得不去擔大任處理大局。

同時在我們的家庭文化裡，能力比較強的人通常也需要負責多一些的事務。因此不管是男性或女性，我們通常也會在葬禮時看到能力比較強的家屬需要處理很多事情，而被迫暫時把眼淚與哀傷擱在一旁。

冷靜處事，哀傷暫擱

今年年初，我處理五姑的喪禮時，也同樣在這兩個生命課題中搖擺著。

我自認是一個情感很細膩的男人。我不阻止自己流淚，表達哀傷。我也不被傳統文化牽絆，我覺得男人流淚不是件羞恥的事，也不是娘娘腔的表現。眼淚能流下來，是因為我們心中有不捨、有愛、有思念。

五姑是我生命中很重要的一個人。自母親去世後，她猶如我的第二個母親，撫養我長大。年邁的她生病長達三年至今，我都盡我的可能陪伴她、支持她。

在她喪禮的那三天，我不時站在棺木前瞻仰她的遺容，內心不捨得她的離去，可是無法流下任何的眼淚。

我當下彷彿明白了面對事情（外在）比面對哀傷（內在）的重要性。當下的我認為流淚不是不好，可是沒辦法在哀傷的時候，冷靜思考去處理喪禮大大小小的事情。面對哀傷會讓我們的情緒波動，面對事情需要的卻是冷靜的思維。

在處理喪禮的過程中，我決定了選擇冷靜的思維，而非波動的情緒。

因此我發現有功能、有責任感、有能力的家屬都會先把自己的哀傷擱在一旁，因為他們知道家人需要他去挑大梁。

可惜的是，這群有能力的喪親者完成葬禮之後，常會忘了把自己的哀傷認領回來。哀傷，就被遺忘而遺落在一旁了。

先面對事情，後面對哀傷

完成五姑的葬禮後，我的眼淚依然沒有流下來。那幾天我帶著好奇的心觀察自己失去五姑的哀傷。百般滋味在心頭，為何自己卻表現得心如止水？

終於，在第七天完成處理所有葬禮的費用後，我踏出銀行門口的那一刻，失去五姑的哀傷浮現了，很強烈地浮現了。

「責任完成了，我可以哭了。」我一面開車，一面流著眼淚對自己這麼說。

我去菜市場買了兩粒五姑喜愛的叉燒包，打包了她常喝的飲料，拿到佛堂裡，在她的骨灰甕前置放著：「五姑，肚子餓了嗎？吃點東西吧！」

說完，我的眼淚就不聽話地滑下。

我沒有阻止眼淚流下，當下的我讓自己的哀傷浮現。不批判、不抗拒、不排斥，也不分析，完全單純地用眼淚來傾瀉自己對五姑的思念與不捨。我知道我正在安撫著自己的哀傷，讓自己無須再處理任何事務的時候，流下心中失去五姑的眼淚。

這件事情之後，我明白了「成熟」不代表「一成不變」，或者「不動聲色」；也不代表「沒有情緒、要冷靜、或要堅強」等。

我覺得「成熟」是不抗拒任何苦難的發生，是跟隨生命浪潮起落，在這過程中，不忘內心的能量依然是真善美的。

我逐漸懂得展現「成熟」，而且我喜歡這樣的自己。

那是我愛家人及愛自己的表達方式：先面對事情，後面對哀傷。那就是我的善生：先愛我的家人，再愛我自己。
喪禮完成了，我可以哭了。

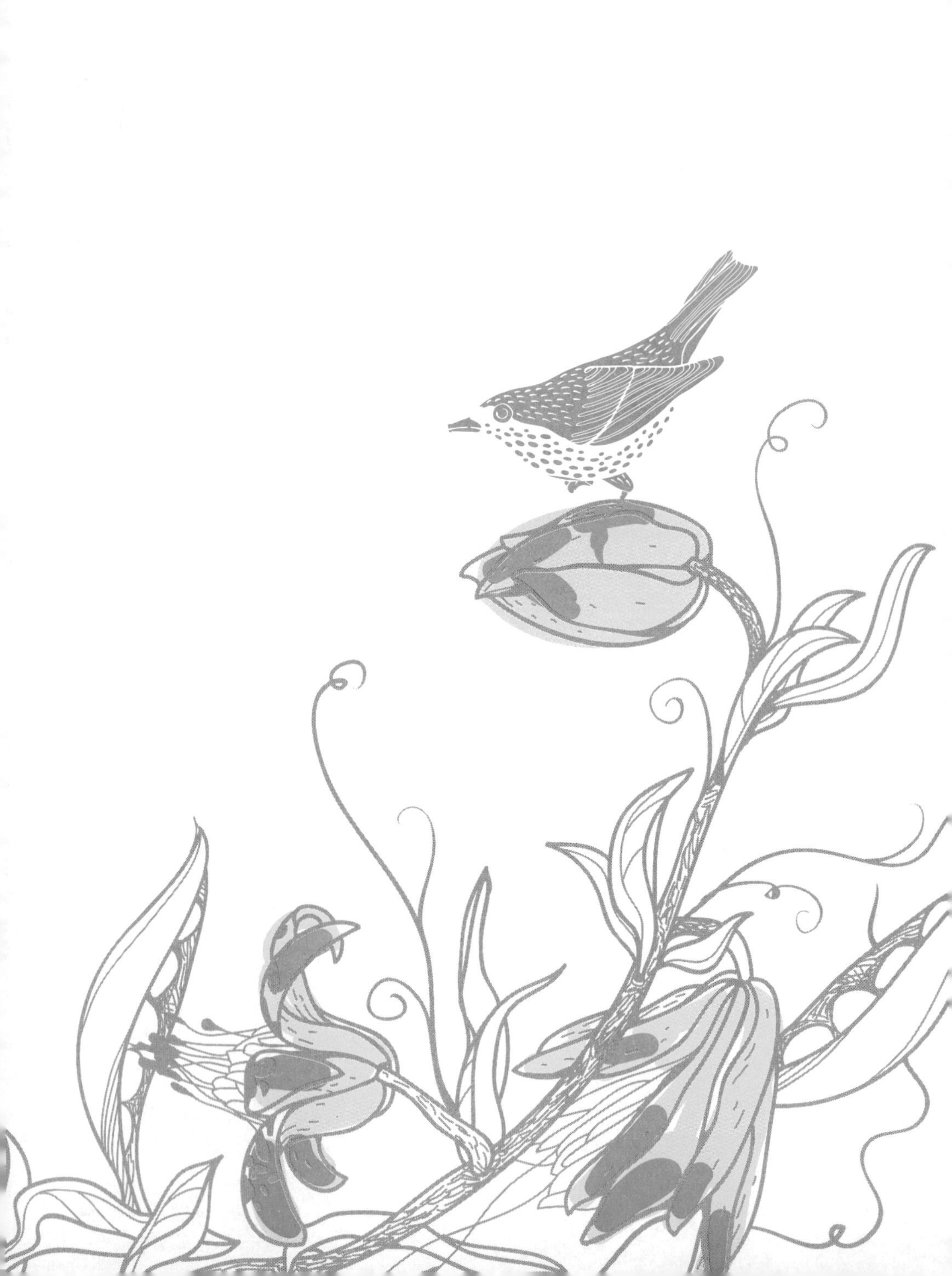

要讓愛流動，就先得允許悲傷流動。
請誠實面對自己心中那五味雜陳的悲傷。
把隱藏多年的哀傷給找回來，看見它、感受它。

一個不會傷心的男人

我問他：「你知道爸爸的悲傷去了哪裡嗎？」他點頭，紅著眼睛看著我。

我繼續回應：「是的。此時此刻，爸爸的悲傷在你的身上流露出來了。你這一刻連接到爸爸的哀傷，還有爸爸的孤單。」

有一次，我去做一場專題演講，題目為「把愛帶回家」。過程中，我邀請了好幾位觀眾上台，做一些家人互動的家庭雕塑，示範給台下的觀眾們看。

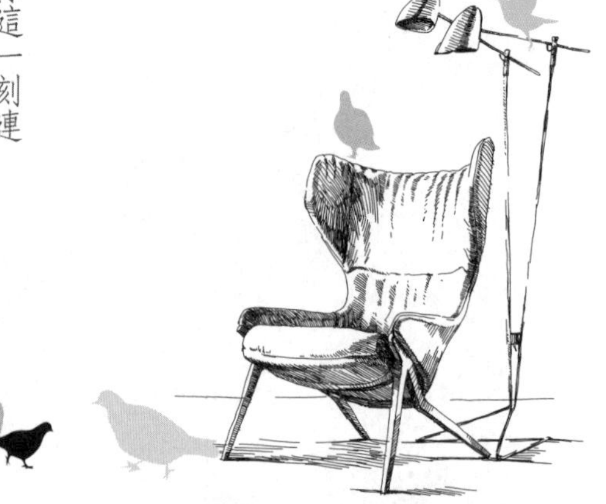

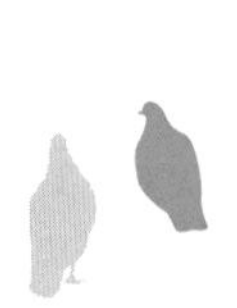

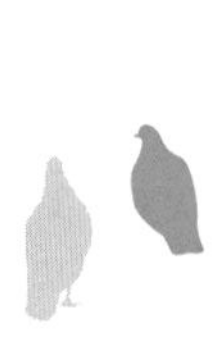

其中有個雕塑，我向大家解釋：「父母長年累月所壓抑的負面情緒，會出現在孩子身上，透過孩子顯現這些負面情緒。」

當演講將近尾聲時，我邀請大家和我一同交流。

一位看起來只有二十歲的男生，他從座位上站起來，走到台前拿著麥克風問我：「剛才你說父母壓抑的情緒，孩子會直接吸收那些情緒。如果母親壓抑生氣，孩子會替媽媽生氣。如果爸爸壓抑憂鬱，孩子會替爸爸傷心。為何我家不是這樣的？我的爸爸是一個脾氣很暴躁的男人。我、姊姊、哥哥，全部孩子都很像他，同樣的暴躁。我不明白為何這個家庭裡沒有一個孩子代替爸爸傷心？」

他繼續說：「我曾經參加工作坊，老師告訴我：我的爸爸已經死了。他是一個不會傷心的男人。」

我用很驚訝的口吻對著現場所有的觀眾脫口而出：「這位老師怎麼可以說你爸爸死了？」

他澄清說：「因為我的爸爸愈來愈沉默，而且很孤單。自己一個人生活，沒有情緒、沒有憂傷。」

他說到這裡，停下來。時空彷彿停頓，登時安靜，他和觀眾們想要知道我可以給予怎樣的答案。

堅強底下藏有哀傷

站在台前拿著麥克風的我，低下頭思考。我清楚聽見他的困惑：「為何我們所有的手足都沒有代替爸爸傷心？那些傷心去了哪裡？」

既然那位帶領工作坊的老師已經把話推到如此極端，我可以怎麼做，才能讓他爸爸的憂傷回到比較中庸的部分？

我抬起頭，恰好看到一位大約五十多歲的男士坐在觀眾席第一排。我邀請他協助我，他走向講台中央站立著，面向觀眾。我指著站立的男士，對著台下發問問題的男生說：「假設這是一個沒有悲傷的男人。」

我對觀眾群說：「這就是我們男人的悲哀。我們的文化都說男子漢流血不流淚、男人有淚不輕彈。只要男生流淚，我們就會說他娘娘腔。我們甚至說他真不像一個男人，沒有男子氣概。這些話導致許多男人獨自躲在洗手間或洗澡時才允許自己流淚。殊不知這樣的文化準繩害慘了多少男人啊？」

我把問題拋向觀眾：「我們來看一看，一個男人不輕易流露悲傷，有什麼好處？」

台下沒有觀眾回應我。那位男生主動回答：「這樣他至少可以運作。家不會垮下來、他還可以把家撐下去。」

「回答得真好！」

他繼續告訴我們：「我爸爸在很小的時候就從中國南下跟隨父母來到馬來西亞，我的祖父在我爸爸很年輕的時候就暴斃去世。我的爸爸是家裡的長子，之後他就像一個小爸爸，協助我的祖母照顧其他手足，甚至還要賺錢養家。他就是這樣一手撐起一個家庭的。他脾氣向來都很暴躁，動不動就發脾氣。對待我們這些孩子也是如此。可是，他由始至終都沒有顯露悲傷。對於他的原生家庭還有我們的家庭，他知道他需要繼續撐下去。」

男生說到這裡，站在台下哭了。我看著這位年輕的男生在觀眾群裡無法壓抑自己對爸爸的心疼，我知道他的內心和爸爸的哀傷連接了。

連接憂傷，連接愛

一個男人為何不流露悲傷？因為他知道他的家人需要他。他就是如此默默地為自己的家庭付出、奉獻。不是他不會哀傷，而是還有比悲傷更重要的事等待他去完成。不然，這個家就會垮了。

我安靜地看著男生讓眼淚不斷流下，他緩慢地用右手抹掉了停止不了的眼淚。

那眼淚流下的，都是為爸爸感到心疼的哀傷。坐在後面有些較年長的男士雙眼也紅了起來，安靜地看著男生。我相信他們的悲傷也是被這樣對待的。

片刻之後，我打破沉默問他：「你知道爸爸的悲傷去了哪裡嗎？」他點頭，紅著眼睛看著我。

我繼續回應：「是的。此時此刻，爸爸的悲傷在你的身上流露出來了。你這一刻連接到爸爸的哀傷，還有爸爸的孤單。」

我起初很想邀請他和爸爸的生命分化，教導他如何區分自己的哀傷和爸爸的哀傷。可是，我覺得他好不容易才能夠連接到爸爸真實的心靈，所以希望他能夠持續體驗，畢竟在還沒有脫離爸爸學習獨立之前，我們都需要先靠近爸爸。

因此，我只選擇說了一遍：「如果可以的話，請你把爸爸的悲傷還給他。而你不妨考慮允許自己以一個兒子的身分去經歷你心疼爸爸的悲傷。」

更重要的是，我強調：「你知道嗎？你的爸爸並沒有死，他還好好地活著。他用盡了自己的生命力去燃燒，而成全所有的家人。」

後面有一位老伯伯忍不住起立鼓掌。大家也用掌聲來肯定這位不在現場的爸爸對家人的付出。已經坐回原位的他看著我肯定地點頭，眼淚流得更暢快。

我藉此做出個人的故事分享：「我的爸爸在我十三歲時患上末期鼻癌去世。可是，我不認為他死了，因為我的身上流著的血，有一半是他給我的，同時我的生命能量也有一半是他賦予的。他會一直活在我的心裡，直到我去世時，我的爸爸才會跟著我一同離開人間。所以，你活生生的爸爸怎麼可能會死了呢？即使有一天他去世，我深信你也會像我一樣，你的爸爸會永遠活在你的心裡！」

他聽得懂，點點頭，繼續抹掉他流下的眼淚。我補上最後一句話：「所以誰敢說你的爸爸已經死了?!你去拆他的招牌！」

我看到前座的女士們，一面抹掉眼淚，一面大笑！我微笑地看著他，然後繼續邀請台下的下一位觀眾發問問題。

活出更美好的生命

隔了兩個月後的某一天，我收到一封來自這位男生的電郵。他用謙卑且真誠的文字和我分享他的家庭故事，他在最後的段落寫上這一段文字：

「我聽過以量老師很多次的講座，也讀過你所寫的書。除了受益良多之餘，最重要的是感受到你心中對生命的那一份真感動。我非常希望能夠和老師學習這份真感動，協助自己用正向思維去面對生活中的樂與悲，並相信生命是光也是愛。我想在這裡親自謝謝老師告訴我：我的爸爸並沒有死。謝謝你，這讓我更有力量及勇氣面對我的家庭、面對我自己。謝謝你。」

我在電腦前不斷重複閱讀這一段文字，心裡感動良久，良久。

我看到許多年輕人都很想轉化原生家庭所帶來的傷害及悲痛，也很想協助他們的父母繼續成長。這一切，我都看在眼裡，感動在心裡。我很為他們那份熾熱的善生感動。

這位爸爸內心的悲傷代表著我們社會上一代男人的悲傷，那是一種不外露的悲傷，因為他們知道還有比悲傷更重要的事情待他們去完成。請允許我在這裡向所有這些男士深深鞠躬，是他們把悲傷放在一旁，繼續前進，而成就我們這一代。

同時，也請允許我在這裡，向所有如同上述年輕男生的男士們深深鞠躬。年輕的他們正因為知道，所以不想重複上一代的犧牲，希望為未來的自己找出更美好的出路。我為這樣的年輕人喝采！

善生就是要在哀傷之後，活出更美好的生命。

允許悲傷

當男童的悲傷能夠透過父親表述出來時，他心中的悲傷便得到了一個被關注的位置了……

晚上八點半，我在花園裡剛完成長達一個小時的慢步運動。乘電梯上樓回家前，我和一對父子共同走入了電梯內。

我背對著他們，面向著電梯門口，聽到他們的對話。

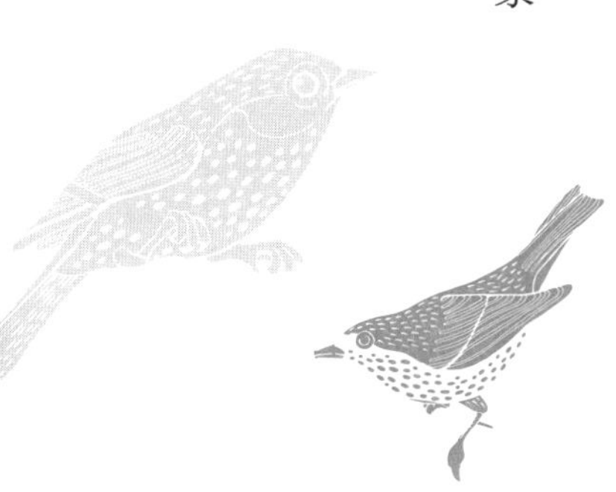

父親：「I know you are sad.」（我知道你傷心。）

兒子：「……」

父親：「And it is ok to be sad.」（沒關係的，你可以傷心。）

兒子：「……」

後來他倆不語，我們只是安靜地跟著電梯繼續升高……

抵達四樓時，電梯門口打開，這對父子走了出去。我看到這大約六歲的男童手上拿著一個塑膠製的小魚缸，那透明的魚缸裡什麼都沒有。穿著上班襯衫的父親，拍了拍男童的肩膀，摸摸他的頭髮，父子倆一同走出了電梯。

電梯關上時，一種感動浮上我的心頭。從這對父子的交流中，我猜想，剛才這位父親帶著兒子去埋葬死去的魚兒，做了告別吧？

同理憂傷，允許悲傷

這位父親真棒！

他的第一句話「I know you are sad」，把兒子的悲傷情緒說了出來，認同兒子心中的悲傷。他不像其他父母會說：「不要哭！」或「有什麼好傷心的？」那會讓孩子內心的憂傷卡住而無法流通。久而久之，小孩學會壓抑每一次的悲傷，那累積過量的悲傷無法流通時，它必定會腐蝕孩子的生命。

當男童的悲傷能夠透過父親表述出來時，他心中的悲傷便得到了一個被關注的位置了。

父親的第二句話「And it is ok to be sad」，讓孩子不但能夠接受自己的悲傷情緒，還能夠允許自己經驗那悲傷的情緒。爸爸提供了一個空間，允許男童經歷他失去寵物的悲傷，而並非大部分的父母那樣：「沒關係，我再買多一條金魚給你。」或「就只不過是一條金魚而已嘛?!」

每一個生命（就算是寵物）的離世都需要被哀悼，因為我們知道每一個生命都無法被取代。我覺得每一次的生命離世，都是父母教導孩子面對悲傷最好的機會教育。

先允許哀傷流動

每一次面對失落的事件，藏在心底的悲傷猶如深處的水流，它不該是被卡住的，而應該被流通，那麼心中的水壩才不會輕易崩塌。

當我們能夠疏通孩子的悲傷情緒時，孩子也將學會如何尊重自己的情緒。這個過程能培養出孩子對自己生命的尊重，那叫「自重」。一個懂得尊重自己的孩子，自然會用同樣的方式尊重親友。

感謝這對父子教會我如何面對生命的失去。

要讓愛流動，就先得允許哀傷流動。

你的哀傷是獨一無二的

請允許你的哀傷可以處於任何狀態。它可以是凝固的，也可以是流動的；可以是不變的，也可以是多變的。你的哀傷是獨一無二的……

如果哀傷是一座冰川，你一旦準備好了，就讓那凝固的冰川融化。請加一點暖意，讓哀傷流動。

如果哀傷是一湖死水，你要是有能力的話，就讓那髒臭的死水蒸發。請加一點溫度，讓哀傷轉化。

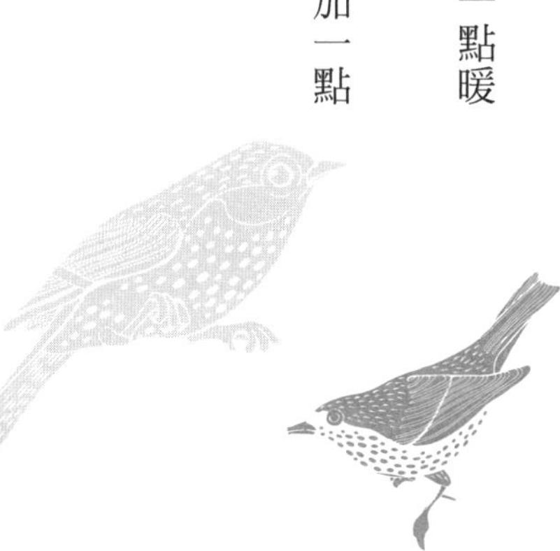

如果哀傷是場暴風雨，倘若有人陪伴，就讓那猛烈的暴風雨狂掃你內心的塵垢。請加一點冒險，讓哀傷療癒。

如果哀傷是一朵烏雲，而你也願意的話，就讓厚重的烏雲灑下一場春雨，滋潤泥土裡的一切生物。請加一點愛心，讓哀傷昇華。

是能量轉化，是能量加法

其實，哀傷是種能量。

而多數人偏偏不喜歡這種能量，並把它稱為「負能量」，促使我們抗拒哀傷。說起來，因為我們不懂，也無法承接哀傷所帶來的傷害、影響及沉重的氛圍，所以整個社會、大環境便急著要撲滅哀傷的能量。

我們常聽見心疼你的親友說：「你要快點走出來」、「你沒有權利悲傷」、「你不要再哭了」、「你的孩子需要你，請不要再流眼淚了」等等。這些心疼你的言語，會讓人在面對厚重的哀傷時，更添一份無力感。

根據大自然的法則，所有的能量都不能被消滅或被創造，它只能被轉化（transform）。同理，情緒的能量，譬如哀傷，也一樣不能被消滅或被創造，只能被轉化。

希望大家都能看出：有關轉化，我們只能用「加法」，而非「減法」。因此，我懇請你不要急著消滅你的哀傷，因為這會徒勞無功。你愈想消滅它，它的反彈力會愈大。

如實面對，無須迎合規範

請允許你的哀傷可以處於任何狀態。它可以是凝固的，也可以是流動的；可以是不變的，也可以是多變的。

你的哀傷是獨一無二的。具體而言，其實我們生命裡面對的每一次哀傷，都是獨一無二的。

每一次離你而去的亡者，是一個怎樣的人，有怎樣的死亡原因，都會影響你如何哀傷。同樣的，喪親的你是一個怎樣的你，有怎樣的生命故事，也會決定你如何哀傷。

正因為你的哀傷如此獨特，所以每一次面對失落的哀傷時，你不用聽取太多別人的勸告或建議。想哭的時候，你就哭吧！不想哭的時候，不要勉強自己。不管是大哭、小哭，抑或不哭，都請允許自己如實面對心中的憂傷。

從事助人工作這麼多年，對於「被社會化的哀傷」，我感觸良多，深深覺得喪親的哀傷真的不需要被調教，更不需要被規範化。

我相信，一個願意如實面對自己心中哀傷的人，是有能力去承接這份等待轉化的能量的。

愛可融化凝固的哀傷

流淚只是疏通哀傷的其中一個方式而已，最重要的是，你能找出讓你流通哀傷和轉化哀傷的方式。你自有屬於自己哀傷的步伐及流程，那是你的身心靈最瞭解的部分，包括你如何面對哀傷、你最需要什麼。

請尊重你自己的需求，也請你向他人表達你的需求。

在我看來，只有一小部分人的哀傷需要專業的治療，因為那複雜性的哀傷已經傷害了喪親者的身心狀況。

我的實務經驗告訴我，大部分的哀傷都不需要悲傷輔導，也不需要藥物治療。多數人所經歷的哀傷只需要他人的撫慰、支持及關愛即可。我相信，愛的能量能承接哀傷，轉化哀傷。

你的哀傷是獨一無二的。只有你能療癒你心中的哀傷。在療癒哀傷的過程中，請接受他人給你的愛，運用你心中愛的能量，來無條件地承接你自己的哀傷，陪伴那個心中受傷的自己。

請繼續、好好地活下去，為你失去的摯愛，善待你的善生。在那哀傷裡，必有那愛。

讓凝固的哀傷融化，讓流動的哀傷轉化，化為愛與思念。這愛與思念，足以讓人善生。

媽媽的味道

弟弟希望爸爸不要把媽媽的東西丟掉，更加不可以丟掉媽媽的味道。如果連媽媽的味道都丟掉了，那麼弟弟就再也沒有媽媽了……

他只有九歲，可是卻比任何九歲的孩童難搞。

他不准爸爸換主人房的床單、他不准爸爸丟掉媽媽的衣服、他不准大家動媽媽所用過的東西。

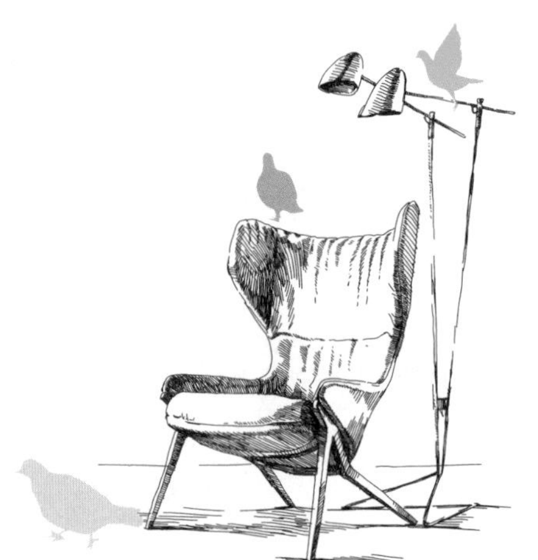

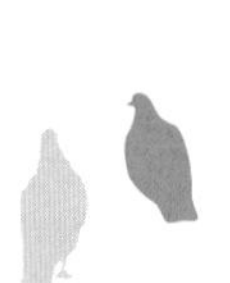

媽媽去世了，他愈來愈難搞。其他長者都開始指責他：「都已經沒有媽媽了，還不聽話！」

我的朋友，正是這個九歲男孩的爸爸，他告訴了我他的無助。

關窗，留住味道

他說：「我的兒子現在開始不准我打開窗戶，他把自己關在我的房間裡。」

我去他家拜訪他的兒子。

得到兒子的允許，我走進他父母的主人房。看到他若無其事地在主人房裡玩耍，和其他孩子沒有兩樣。只是，當我們打開門或窗戶時，他就會大喊著，叫我們趕快前去關上門窗。

在主人房裡，我們也不可以開風扇或冷氣。

這個孩子其實很歡迎我的到來，因為我可以和他玩在一塊兒。玩起來，我可以比任何孩子還要瘋狂。可是，下午時分，和他處在不准開風扇或冷氣、異常悶熱的房裡，我堅持要去打開窗戶時，他便會回復大喊大叫的狀態！

我很納悶，為何這個孩子不顧悶熱地，願意一直待在這間房裡？

我閉上眼睛，尋找自己的直覺：「為何一個失去母親的兒子不准我打開窗戶？」

「味道！」我腦海裡頓時閃過這個詞。「是的，是媽媽的味道！」

看著眼前這名九歲的孩子，我當下心裡升起了莫名的憐憫。

我再次走到他的身旁，對他說：「弟弟，那是媽媽的味道，是不是？」

孩子抬起頭，睜大眼睛看著我，彷彿自己失去媽媽的心情終於被一個人看見了。

沒了媽媽，彷彿沒了自己

我繼續說：「媽媽去世了，弟弟希望媽媽能再回來。」

孩子低頭不語，摩擦著雙手的拇指和食指。

「所以弟弟希望爸爸不要把媽媽的東西丟掉，更加不可以丟掉媽媽的味道。如果連媽媽的味道都丟掉了，那麼弟弟就再也沒有媽媽了。」

我說到這裡，不小心碰觸到自己當初年少失去摯愛母親的難過部分，兩行淚不聽話地在孩子面前流下。

看到他，我彷彿看到了過去的自己，那些過去種種的哀傷引來的不必要誤解。

家裡的大人們曾指責我當初不孝順母親——在戲院裡抽菸、在墓園裡飆摩托車、喝酒、不聽從指示、說謊、偷錢，所有這些行為都是因為沒有了媽媽，也沒有了自己。一樣的指責：「都已經沒有媽媽了，還不聽話！」

我懂。那裡頭的苦，我懂。

媽媽就在心上

孩子很貼心，他跑去床頭拿紙巾給我。

我一面抹眼淚，一面說：「阿量叔叔也是在還沒有長大的時候，失去媽媽。」

孩子問：「媽媽有回來嗎？」

我搖頭：「我很想媽媽回來，可是媽媽沒有回來過。我一直在房間、黑夜裡等著媽媽回來，想再看一看媽媽。」

我再說：「弟弟，媽媽不會再回來了。可是，媽媽一直都在。」

我的左手放在我的心臟部位，另一隻手則抓起了他的手，把它貼到他的心臟部位：「媽媽在這裡。我們的媽媽沒有離開過我們。她們都在這裡。想媽媽的時候，把你的手貼到這裡來就可以了。媽媽在這裡。」

他點點頭。

我說：「走吧，我們出去吧。爸爸買了食物給我們了。我肚子餓了。」

弟弟牽著我的手，跟著我一同離開房間，走進廚房。

我們倆沒有將哀傷拿來做比較，反而是各自的哀傷加強彼此心靈的力量，進而一同面對喪親的失落。

他只有九歲，可是卻比任何九歲的孩童懂事。

給爸爸最後一次的成績單

是誰說，在死神面前，我們沒有權利說笑？即使人生如此困苦，我們每一個人都值得擁有微笑和希望。唯有愛，才能撐住這一切的痛。

我有一個男病患，末期鼻癌，四十歲，擁有一個太太，還有一個僅有十一歲的女兒。

他的腫瘤科醫師宣告他僅剩一到三個月的壽命。作為醫療社工的我，需要陪著他和他的家人一同走過最後這一段路。

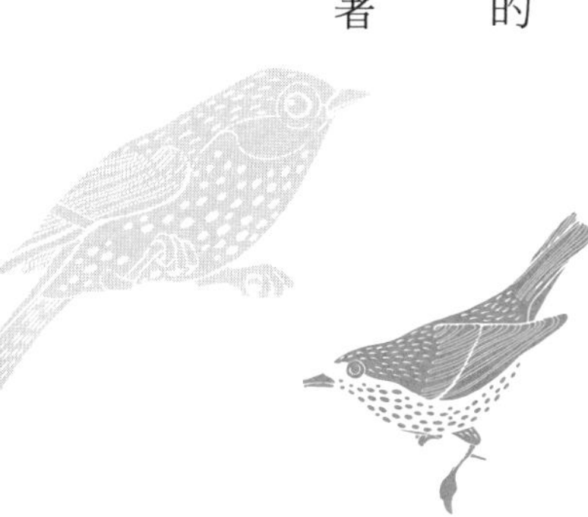

那一天，病人的妻子打電話給我時，泣不成聲。

這一次無關病人的病情，反而是女兒的頸項突然腫脹，發高燒。驗血報告顯示白血球過高，血小板也同時過高。除了被懷疑細菌感染外，也懷疑可能患上血癌。

她哭著告訴我這個惡訊：「如果他們兩個都走的話，那麼我也要跟著走……」

這個家，到底背負了怎樣的命運？

想考好成績，送給爸爸

第二天清早八點，我出現在他們的家裡。媽媽在爸爸面前保持緘默。爸爸已經病入膏肓，母女倆擔心爸爸無法承受再次的打擊，不願把真相告訴爸爸。

所以，我陪媽媽一同去學校，堅持要去上學的女兒已在教室裡上課。

我們約了副校長和級任老師共同商量如何安排女兒的年終考試。當天，是會考的第一天。

副校長說：「這樣的狀況，她可以不用考，明年照樣升學。」

窗外正下著滂沱大雨，媽媽在副校長面前邊哭邊感謝。聽著媽媽述說她心中對丈夫的焦慮、對女兒的擔憂時，我們也覺得很難過。

級任老師回去教室吩咐女孩放學回家，我們兩人在食堂等她，準備帶她回家。女兒來到食堂後，我們三人同坐在食堂長椅上。本來就已經很消瘦的她，被疾病折磨得更為清瘦。頸項右邊部位的腫脹依然沒有減退。

從媽媽口中知道自己無法參與考試時，女孩頓時哭了出來。

媽媽罵她：「我叫你不要考，就不要考！明天還要去醫院驗血。你知不知道死字怎麼寫？」

媽媽的惶恐已經擴散到她自己都無法控制了，唯有不停地破口大罵，任它流瀉。

女孩的眼淚不斷地流下來。看著這種情形，我只是對這位母親說：「可不可以讓我和她談一談？」

我從媽媽身旁把女兒拉到我身旁坐下。轉過身，我背著這位母親，單獨和女孩說話。

我問她：「小婷（匿名），你是不是很想考試？」

她點點頭：「是。」

「你知道我們剛才和副校長還有你的級任老師談話，是不是？」

低著頭的她再次點點頭，眼淚不斷地流。

「給你猜，到底是誰不給你考試？」

她指著也正在哭泣的媽媽：「是媽媽！」

「小婷，不是的。不是媽媽不給你考試。」

「那是誰？」

「你要猜，還是要我直接告訴你？」

「你說。」

「是副校長。我和媽媽本來是要請級任老師安排你在一樓的其中一間房間，讓你自己考試。因為你的身體很虛弱、又發燒、頭又暈、頸部也腫了，媽媽擔心你爬上四樓之後，沒有力氣考試。是副校長吩咐我們告訴你：你不用考試，照樣可以升學。」

她說：「可是，我的年中考考得很不好。所以，我很想考這一次的考試。」

女孩瘦小的臉頰流下了兩行眼淚，道出了心中許多的掙扎。

「小婷真的很想考試，是不是？」她點頭。

「可不可以告訴以量叔叔，為什麼小婷健康這麼差、身體這麼不好，還要考試？」

她抬起頭，看著我，用很焦慮的語氣對我說：「因為，我要考好成績給爸爸看。我答應爸爸我要考好成績，我要再跳進前一班給爸爸看。」

說畢，她泣不成聲。

流著淚的媽媽聽到這裡，很想開口說話，我用手勢示意媽媽：讓我再陪伴小婷多一會。

大人和小孩，在死神面前，眼淚同等的苦。

我複述道：「是的。小婷花了好幾個月準備考試。今天是第一天考試，老師、副校長、媽媽居然都不讓你考試。好像大家都不給你機會，把成績考好給爸爸看，是不是？」

她哭了，拚命點頭。

我說：「明年可不可以再考更好的成績給爸爸看？」

她哭著搖頭說：「沒有機會了！」

我說：「小婷可不可以告訴以量叔叔為什麼沒有機會了？」

她哭喊著說：「因為，明年爸爸已經死了……」

我點點頭：「是的。小婷非常清楚知道爸爸的生命很危險。現在隨時都會去世，是不是？」

她點頭。

「那麼是誰要小婷考好成績給爸爸看的？」

「媽媽……（停了一下，自己糾正）……是我自己。」

「爸爸有沒有說過？」

「沒有。可是，我很想讓爸爸放心。」

「是的。小婷真懂事。」

我摸摸她的頭。

一旁的媽媽不插嘴，她邊聽女兒說話，自己邊哭泣。心裡，想必也心疼著女兒。

其實很害怕

當我的手摸著小婷的頭時，她哭得肺部抽動。

我輕輕地說：「辛苦你了，小婷，你的壓力真的很大。」

我讓她放聲大哭，允許她哭得肺部抽動。

同一時候，我的手繼續擺放在她傷心垂望地面的頭部。

媽媽很想拿紙巾給她，我搖頭示意女兒暫時不需要紙巾；女兒需要的是：透過哭喊去經歷即將失去父親的哀傷。

我輕輕地在她耳邊說：「以量叔叔在這裡陪著你，不要怕……」

抬起頭，她看著我：「我很害怕！」雙手輕微發抖。

我的雙手輕輕握住她的雙手說：「小婷告訴以量叔叔，小婷害怕什麼？」

她一邊抽泣，一邊斷斷續續地說：「我怕……爸爸……會……死……我很害怕……我很害怕……我自己……也像爸爸……這樣……」

我繼續握住她的雙手：「謝謝小婷告訴我讓你這麼害怕的事情。如果這件事情發生在以量叔叔身上，叔叔也會很害怕。」

我說：「我陪著你一起害怕，好不好？」

她繼續哭，繼續點頭。

「那麼，小婷通常害怕的時候，都做些什麼？」

「我自己一個人哭。」

「不讓媽媽看到？」

她點頭：「嗯。」

我看到一旁的媽媽已經哭到不行了。

獨自承受辛酸的好孩子

我繼續問：「小婷睡得著嗎？」

她搖頭。

「多久了？」

「三個月了。」

「有沒有人知道？」

「我不讓媽媽知道，因為媽媽已經很辛苦了。」

「小婷真懂事。可是這樣自己也很辛苦哦！」

小婷繼續說：「我上個禮拜被同班的男生欺負、毆打，我自己在學校哭。回家後，不敢告訴媽媽。」

我說：「為什麼男同學要打你？」

她哭著說：「因為他們說我的爸爸生病要死了，說我是孤兒。我罵他們。我叫他們的爸爸也一起去死！」

我說：「這些男同學真壞蛋！下次他們再說這些話時，你可以找以量叔叔，讓叔叔和你一起罵他們，叫他們的爸爸也一起去死……要不要我替你去打他們？」

她笑了……她知道我在跟她開玩笑。

「你笑了。你不笑，爸爸媽媽都擔心你了，你知道嗎？」

「我不要爸爸媽媽擔心我。」

「我知道。我每次來看你爸爸的時候，爸爸媽媽都說你很乖。負責做家務。現在連洗衣服都是你在做。有時候趕不及完成家務，上學遲到還會被老師罰站，是不是？」

她點點頭。

我忍住了眼淚，但按捺不住難過。我把手放在她的肩膀上，說了一句：「小婷，你真的是一個孝順的女兒。」

眼淚就忍不住掉下來了，和母女倆一同流下了我心疼也心酸的眼淚。

瞭解真相，偕同面對

「小婷知道那個驗血報告說什麼嗎？」

「不知道。媽媽不肯告訴我。」

我看著她的媽媽問：「可以告訴她嗎？」

已經哭得眼睛紅腫的媽媽點頭，自己拿著紙巾不斷抹掉無法停止的眼淚。

我轉過身問：「小婷想要知道嗎？」

她點頭。

「小婷知道多少？可不可以先讓以量叔叔知道小婷知道了多少？」

「我偷聽到我可能是血癌。」

「所以，你很害怕，是不是？」

「是。我很害怕。我不要……我不要血癌。」

我握住她的雙手說：「不是的。小婷，你現在不是患上血癌。讓我告訴你，你現在的白血球指數很高。當我說白血球指數很高的時候，就是你比別人高很多。患上血癌的小孩，他們的白血球非常非常的高。他們的白血球指數一定會超過兩萬以上。」

媽媽把那張驗血報告遞給我，我問小婷：「你自己找一找，你的白血球是什麼數字？」

我用食指指給她看那個數字，我要她自己念出來：「你看，這是什麼數字？」

她說：「一萬六。」

「是的。所以，那是不是血癌？」

「不是。還沒有超過兩萬。」

「是的。現在不是血癌。ＯＫ？」

「嗯。」

我繼續說：「可是，小婷的白血球還是很高。所以那位醫生擔心小婷的白血球指數如果繼續升高，可能會是血癌。所以，明天叫你要去做一個全身檢查。」

她又哭了：「打針很痛的。」

「嗯。打針很痛的。明天你要以量叔叔陪你一起去嗎？」

「嗯。我也要媽媽陪我一起去。」

媽媽當然不斷地點頭。

「好的。我們明天三個人一起去，好不好？如果你害怕的話，我叫護士多拿一支針打在以量叔叔手上，叔叔陪你一起害怕，好不好？」

她笑了。她知道我又和她開玩笑。

「你看，你笑的時候，多好看！」

我摸摸她的頭髮。

「你還想知道什麼？」

「萬一是血癌怎麼辦？」

「萬一是血癌的話，我們就跟血癌一起拚命嘍！看誰先被打敗，好不好？」

「我有一個朋友也是血癌，她現在已經好了。」

「嗯。是的，有些小朋友也有血癌。他們發現得早的話，都會好起來。所以，小婷相不相信自己會好起來？」

她點點頭。

允許不圓滿

雨停了。我們也談了很久了。

我說：「我們好不好現在回家對爸爸說：明天我們去看醫生，我們這一次不考試？」

她搖頭：「我不要爸爸擔心我。」

「你不說給爸爸聽，爸爸不是更擔心嗎？就像媽媽不說給你聽，你是不是很擔心？我現在說了之後，你還有沒有這麼擔心？」

她點頭：「沒有這麼擔心了……」

我說：「走。你不知道怎麼開口，讓我來，好不好？」

因為也得到女孩母親的同意，我們一同回家。爸爸因為鼻癌惡化，身體虛弱，頸項腫脹、皮膚發黃。我有所保留地告訴爸爸今早的整個狀況。我請爸爸說一些話。

他用很微弱的聲音對女兒說：「你的身體這樣，不要再去考了。爸爸只希望你的成績及格就行了，不要這樣強迫自己。」

小婷在爸爸面前忍住眼淚，安靜地坐在爸爸旁邊。爸爸的話雖簡短，意義卻深遠。這段話對小婷是很重要的，那是來自爸爸的允許——允許孩子放下對自己過高的期待。

畢竟要一個僅有十一歲的女孩承擔連成年人也未必承受得來的壓力，這對她太殘忍了。

我確認他們的情緒都穩定下來，也清楚知道接下來的目標方向之後，已經是下午三點多了。我還沒吃午餐呢。

我對小婷的媽媽說：「我肚子餓了。有沒有東西給我吃？」

媽媽不斷地抱歉：「對不起。對不起。」

爸爸說：「我們就一起吃午餐吧！」

結果我們四個人一同在大廳吃麵包充饑，說說笑笑。是誰說，在死神面前，我們沒有權利說笑？即使人生如此困苦，我們每一個人都值得擁有微笑和希望。

後記

小婷的爸爸在半年後去世了。他用畢生最強大的意志力存活超過半年，遠遠超出了醫生所預估的時光。對他而言，能多捱一天，就多了一天看女兒長大的福氣。

後來，小婷的驗血報告也讓我們完全放心。那是細菌感染，是小婷長期失眠而導致免疫力下降的緣故，並非血癌。

雖然爸爸去世了，偶爾我還是會去探訪小婷還有她的媽媽。看著她們一步又一步嘗試讓自己走過悲傷，讓自己快些復原，我打從心裡佩服她們母女倆。

沒有人會歡迎這些磨練發生在我們身上。可是，我發現這種不預期的歷練，能激發人心，更珍惜彼此、更愛護彼此。

祝福這位女孩，她是孝順的。

祝福這位母親，她是堅韌的。

祝福這位父親，他是有愛的。

唯有愛，才能撐住這一切的痛。

爸爸可以放心了

他看著垂危的爸爸，哭著說：「爸，如果這我也可以做到，你就可以放心了。我是有能力照顧媽媽和妹妹的。」

十九歲男生的爸爸生病了。

爸爸連續腰痠背痛了一整年，原以為只是生活忙碌所造成的。一個早上，爸爸在辦公室時，腹部劇烈疼痛，被送進醫院後，醫生診斷爸爸患上末期直腸癌，而且癌細胞已擴散到骨頭，可能只剩下三個月的壽命。

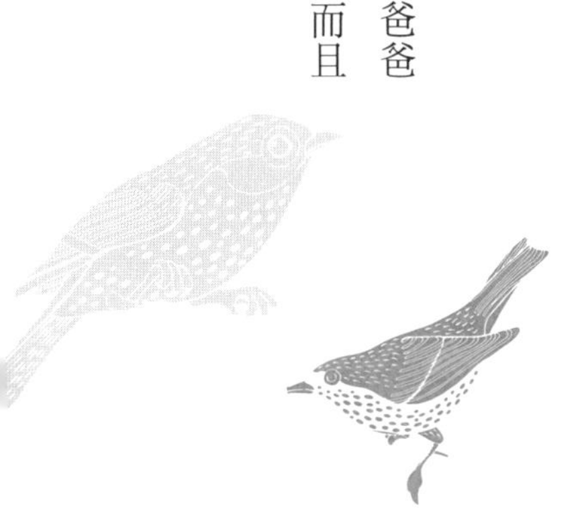

癌細胞不僅攻擊了爸爸的身體，也威脅了家庭的運作。爸爸是家庭的唯一經濟大梁，媽媽是全職的家庭主婦。剎那間，整個家庭的經濟運作被癌細胞緊緊逼著、威脅著。

兩個月後，爸爸的身體依然敵不過癌細胞持續性的侵略。奄奄一息的他被送進了安寧療護中心。

證明給父親看

我邀請男生坐在輔導室裡聊天。爸爸曾經在一個深夜裡對他說：「我最不放心的，就是你。」他說出對兒子的不放心，也說出對自己無法再照顧兒子的遺憾與虧欠。

爸爸對男生說：「對不起。如果我走了，請你好好照顧媽媽和妹妹。」

我聽著男生的分享，心裡很欣賞這位爸爸。他展現了我們社會上許多爸爸無法做到的事情——很誠實地和兒子分享他心中的哀傷和虧欠。

我回應男生：「他是一個很願意和你們靠近的爸爸。」

「嗯。他對我們很好。」他靦腆地說著。

「那當你聽到他說他最不放心的就是你的時候，你有何想法？」

「我打算證明給他看。」

「如何？」

「這個禮拜天，我會做一些事情給他看。」他不願意說給我聽。

「看起來，你不打算告訴我。」

「是的。完成了之後，我會告訴你。」他說。

我無法強迫他說給我聽，因此就把話題給停住。

實踐承諾，讓父親善終

禮拜天過去了。因為工作忙碌，我並沒有安排時間和男生繼續對話。三天後，他的爸爸去世了。

我出席葬禮的時候，看到他、他的媽媽、妹妹，還有那躺在深黃色棺木裡的爸爸——一身西裝打扮，嘴角稍微上揚。顯然地，爸爸走得安詳。

男生沉默不語，蹲在棺木旁的地上，他燒著一張接一張的冥紙給爸爸。我看到他身旁放著一副枴杖。

男生的媽媽邀請我坐下來和她聊天。我好奇地打開話題：「為何你的兒子身旁有一副枴杖？」

媽媽和我娓娓述說由來，那是上個星期日的事情，男生參加了他人生中第一次的馬拉松比賽。這一場比賽，全是為了他垂危的爸爸而出征的。

爸爸以前是一名馬拉松健將。他的愛好是健跑，可是男生的愛好卻是玩電動。他在完全沒有鍛鍊的情況下，凌晨五點半在起跑點上，與幾千人一同往同樣的方向競跑。

跑了二十公里後，他氣喘吁吁地停了下來。他知道自己幾乎沒有力氣再跑。要跑四十二公里的道路真的不是一件易事。可是，為了要證明給爸爸看，他決定繼續用走路的方式來完成它。

在身體幾近虛脫之下，他在炎熱的太陽底下哭了。那些眼淚摻雜著汗水，一同滴在地上，一滴一滴地被蒸發。

和他一同競跑的朋友，起初還以為他因為無法完成馬拉松，失望而哭泣。他坦誠地揭露自己壓抑已久的心事：「我的爸爸，最不放心的是我。我不可以讓他失望。」

這一位朋友放棄和其他選手競跑，決定陪他完成這一趟馬拉松。朋友陪著他跑的這一段治癒悲傷的歷程，是最珍貴的陪伴。

他一面哭，一面用半跑半走的方式完成四十二公里的馬拉松。眼淚說出了他即將要失去爸爸的悲慟。一般有鍛鍊的運動員，大約需要五個小時完成馬拉松。而他們倆好不容易花了將近九個小時才完成了馬拉松。

不管花了多少時間完成馬拉松，只要能完成，主辦單位都會頒發獎牌給每位競跑者。

當他手上拿著人生中第一面馬拉松獎牌時，他知道這一切的付出是為了爸爸，也為了自己。他的眼淚並沒有停下來，因為，他知道，他摯愛的爸爸即將離開人間了。

隔天早上，他因為雙腳痠痛而無法行走。他拿了爸爸當初生病用的一副枴杖，半拖半拐地走到安寧療護中心探望爸爸。他把獎牌從自己的口袋裡塞到躺在病床上的爸爸手裡。

他看著垂危的爸爸，終於把這兩個月在爸爸面前壓抑的不捨哭了出來。他對爸爸說：「爸，如果這我也可以做到，你就可以放心了。我是有能力照顧媽媽和妹妹的。爸爸，你可以放心了。」

兒子的眼淚不停地流。躺在病床上的爸爸，陪著兒子一同流眼淚。他心底知道，兒子給予他的關愛和肯定，足以讓他安心離開了。

聽到男生的媽媽說到這裡，我忍不住流下了感動的眼淚。那一刻，我看到男生依然安靜地蹲在棺木旁，持續燒冥紙給爸爸，全然不知道我們倆其實一直在談著他。

給父親承諾的善生，其實就能讓父親得到善終。男生，他做到了。

我要做回一個好人

我知道現在沒有什麼事是可以做的。可是，我會做回一個好人。我知道媽媽最擔心我……

那一天，我拜訪住在國宅的兩位青少年。他們的母親因為患上末期腦癌，躺在安寧療護中心的病房裡，兄弟倆因為長達一週沒有探訪母親，所以，我親自上門拜訪。

打開大門，踏入大廳，我看到四周凌亂的生活環境。兩位青少年顯然不懂、也

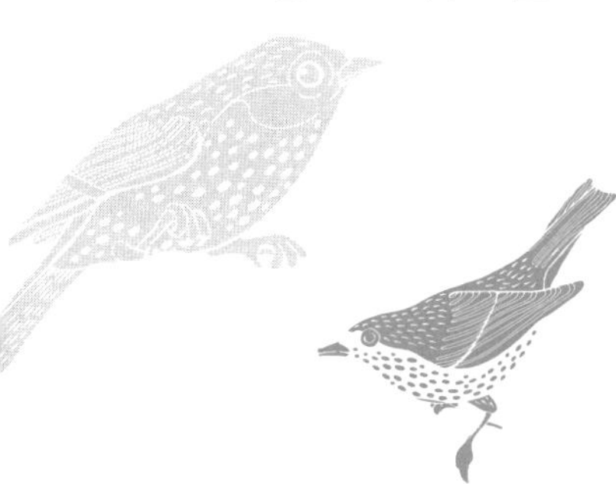

沒有能力照顧自己。

十八歲的哥哥留著一頭長髮，那雙手臂上展現的紋身圖案散發出叛逆的氣息。

十五歲的弟弟在鼻梁上架著一副厚重的黑框眼鏡，樣子看起來憨直。

起初和我對談的是哥哥，弟弟坐在一旁聆聽。我坦誠告訴他們我拜訪的目的是告知他們：母親已經衰退到無法對談、無法照顧自己梳洗的地步了。哥哥的語氣反映了他的驚訝；弟弟的眼淚則道出了他的哀傷。

青澀・憤怒・困惑

我早就從這位母親的口中知道她曾擁有一段支離破碎的婚姻。兩個兒子擁有的是一位不負責任的父親。在過去的十年間，酗酒後的父親不停地製造家暴事件。兩年前，母親堅決和父親離婚，母子三人搬進了這個狹隘的房子裡。

哥哥問我：「我的媽媽還剩下多少日子？」

「可能不到一個月。」

弟弟聽了，眼淚流得更凶了。

我看著弟弟：「可以和你談一談嗎？」

他垂下頭，點了一下。

「哥哥剛才說他不能夠接受，他也很擔心媽媽的狀況。這些心情，你都有嗎？」他依然把頭垂下，點頭。「你晚上睡得好嗎？」

他搖頭。

「睡得不好時，你在想什麼？」

「想媽媽。」

「想媽媽什麼？」

哥哥搶話：「為什麼好人要先走？為什麼壞人比較長壽？為什麼該死的不死？為什麼不該死的卻快要死？」

哥哥連續問了四個關鍵問題，我頓時語塞。我讀到哥哥的語氣背後是多麼憎恨父親及不捨母親。我順著問弟弟：「你也像哥哥這麼想嗎？」

他再次點頭。

我繼續問弟弟：「當你傷心、失眠、擁有這麼多疑惑時，你怎麼過你的日子？」

他哭著說：「就這樣過了。」

「有老師或朋友知道你正面臨這些嗎？」

「他們都不知道。不過，我有去找學校的輔導員。」

「那很好。」

他抬起頭看著我：「可是，他們不明白我講什麼。」

我們沉默了一會兒，我看著哥哥雙臂上的紋身回應：「我相信這一段日子，你也走得不容易。」

做好人，讓母親放心

哥哥點頭：「爸媽離婚後，爸爸拿到撫養權。其實，我們一開始是住在爸爸家，可是他只會不斷地打我們。我偷走自己的出生證明，逃到媽媽家。弟弟也是。」

「我很高興聽到你懂得如何保護自己，還有弟弟。」

「我今年十八歲，只有讀到中三。我知道生活不可以這樣過的。」

「那你的生活可以怎樣過？」我順著問下去。

他嘆了一口氣：「我知道現在沒有什麼事是可以做的。可是，我會做回一個好人。我知道媽媽最擔心我。」

我連忙給予肯定：「說得真好。如果你能夠這樣，我想你的媽媽心裡會很安慰。」我同時指著弟弟告訴哥哥：「如果你做回一個好人，弟弟也多了一個學習的榜樣。」

兄弟倆相望，彼此點點頭，強忍住眼淚。

他倆在年輕歲月裡就需要面對父親毆打所帶來的憤怒，同時又需要面對母親病重所帶來的哀傷，自此以後，兩人需要相依為命。這些強忍住的眼淚道出了內心的徬徨，還有堅持。

我離開他們家之前，看到站在門前兩位青少年那雙堅定的眼神，我心生感動。

年輕人，請勇敢活下去。我或許無法瞭解你的哀傷，也拿不走你的哀傷，更無法承擔你的哀傷。

不過，我在。

年輕人，我在。

我們都在。

從未消失的飯菜香

請不要急著從悲傷的幽谷走出來，那裡頭有逝者留給我們深深的愛。籌足了愛，我們再慢慢地從悲傷走出來，也不遲。

她發現自母親病逝半年後，其他手足可以繼續生活、工作、養育兒女；家裡唯獨她走不出喪母的哀傷。

三十六歲的她不是沒有寄託，她有孩子要照顧，也有工作要承擔，可是和母親多年來互動的畫面，每到深夜便湧上心頭，讓她無法承受失去母親所帶來的哀痛和

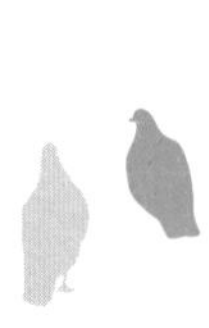
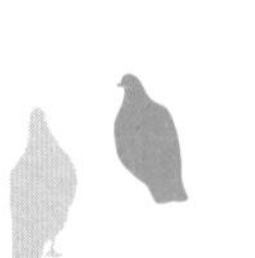
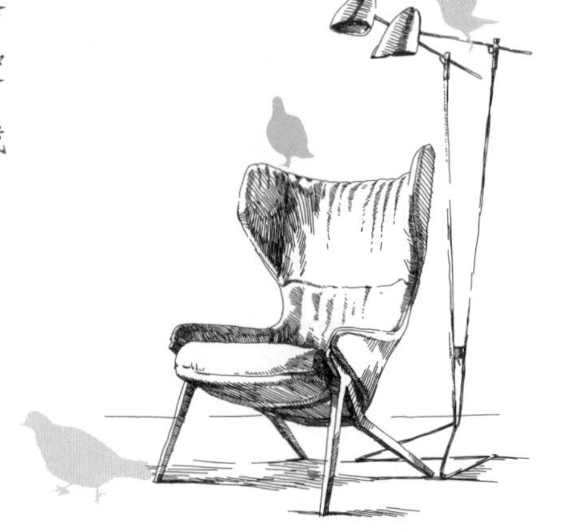

打擊。

她的姊姊帶著她前來找我，期望我能夠開導她。我清楚知道我只能給予陪伴，而非帶她走出悲傷的幽谷。因為如此深厚的親子感情，不是說要走出悲傷就能走出來。

想把味道找回來

她摘下墨鏡，紅腫的雙眼透露哀傷：「最近很想做一些事情。可是哥哥、姊姊都極力反對。」

「什麼事是你最想做的？」

「煮飯。」

姊姊插嘴：「不是不給她煮，只是她一面煮，就一面哭。一面問我們為何煮不出媽媽的味道？」

聽到姊姊如此的回應，她的眼淚又不聽話了。

我回應：「你想要把媽媽煮菜的味道找回來……」

她點頭。

我給她微笑，轉身對著姊姊說：「請你們允許她繼續煮，直到她能煮出媽媽的味道。」

姊姊給了我不解的表情。我跟她們說了一個有關我自己的故事。

延續味道，亦是力量

十八歲那一年，我摯愛的媽媽因患癌症而去世。

我不僅失去了她給我的關愛，也失去了她在廚房裡端出來一碟又一碟的美味菜餚。

失去媽媽的那一年，我的生命跌進了谷底。一個本該健全發育的十八歲青年，體重僅有四十三公斤，很長的一段日子裡，我沒有胃口進食。人前彷彿不曾有事發生，人後我獨自承受那厚重的哀傷。

所有的情緒：傷痛、埋怨、羞恥、自憐、悲憤等，我都不敢攤開來，更不願讓親友分擔這一切。

我承受不住失去媽媽的傷痛，所以我只好逃避，不去正視這份哀傷。急急忙忙把它藏起來，讓哀傷硬化。

凝固哀傷有一個功能，就是不讓它亂竄地干擾我們的生活。

可是，我的靈魂也因為凝固哀傷，而開始腐蝕……

家人們擔心卻不敢問；級任老師找我諮商；同學們頻頻送慰問我的小禮物和小紙條……

「媽媽死了，媽媽真的死了！」

「我是孤兒，我終於是個孤兒了！」

這兩句話彷彿跳針的兩首歌，不斷地在腦海裡交錯。

這麼多年來，走在失去母親的旅程上，我慶幸自己身邊有許多老師和學長，陪著我同哀傷、同關愛、同成長。這真是一件很幸福的事情。我不再為自己如此年少就失去父母二事而感到羞恥、不平、自憐等。

三十二歲那一年，我對外婆說：「外婆，我要學習烹飪，就像媽媽一樣，以前你怎麼教她做飯，就請你用同樣的方式教我。」

年邁的外婆笑笑點頭，接受了我這個孫徒。我因此連續用了半年時間，每天學習烹飪——如何選用好的材料、如何運用不同的刀法、學習所有步驟，烹飪出那些我小時候最喜歡媽媽弄給我吃的菜餚。

兩婆孫就在廚房裡用烹飪來一同思念著我們生命中很重要的一名女性：我的媽媽，外婆的大女兒。

哀傷已化為思念

好不容易等到媽媽的忌日，我把所有家人都趕出廚房，自己一人花了將近四個小時做飯。所有切的、洗的、炒的、釀的、滷的、煎的、蒸的，都由自己一手包辦。

中午時分，我從廚房端出一碟又一碟熱呼呼的菜餚，放在祭拜媽媽的神桌上。我站在神桌前，看著那些供奉的黃薑煎魚、釀豆腐、蠔油滷雞、煎肉排、燉湯等，嗅著那些菜香，我沾沾自喜：「對！這就是媽媽煮的味道！」

我微笑著合掌，對著父母的牌位，我內心默念：「媽，能夠找回這些飯菜香，全是外婆教我的！媽媽，我請你吃飯！爸爸，我也請你一同吃飯！」

一路上，我用心讓那凝固的哀傷化作泉流，隨那流動的哀傷化為思念。是的，失去媽媽的那份哀慟，已化為我對媽媽的思念。

當哀傷剩下思念時，我笑了。因為我知道，媽媽留下來給我的愛，足夠讓我活下去。

好好連結

我一邊說著自己的故事，她邊流著淚聽我的故事。

我笑著看她那雙哭得紅腫的眼：「所以，你知道我為何叫你姊姊繼續讓你煮媽媽的菜嗎？」

她哭著回答：「是的，我知道，我知道。」

「死亡結束的只是生命，並非關係。你永遠是媽媽的女兒，媽媽也永遠是你的媽媽。請好好和你的媽媽連結，她沒有消失過。」

「嗯。」

「好好回家煮飯去，好好地和媽媽在一起。祝福你。」

她緊緊地握住我的雙手。

親愛的讀者們，請不要急著從悲傷的幽谷走出來，那裡頭有逝者留給我們深深的愛。籌足了愛，我們再慢慢地從悲傷走出來，也不遲。

別困死在蛹裡

每個人的蛻變都有自己的步伐。喪親的我們，有時真的需要把自己化成蛹，給自己一個獨處的空間去醞釀，可是，你不要把自己困死在蛹裡。

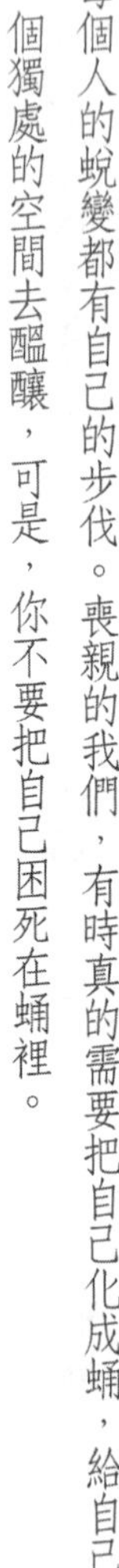

長達兩年不見的老朋友約我吃飯。再怎麼忙，我也得要想辦法抽空和他會面。自他失去妻子兩年之後，他沒有給我任何機會靠近他。顯然地，他需要極大的獨處空間去經歷那份喪妻的哀傷。

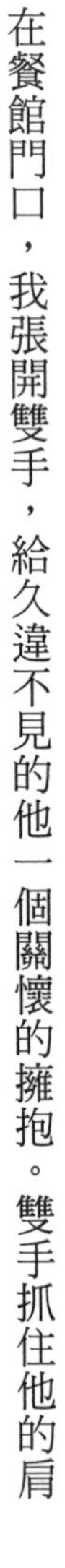

在餐館門口，我張開雙手，給久違不見的他一個關懷的擁抱。雙手抓住他的肩

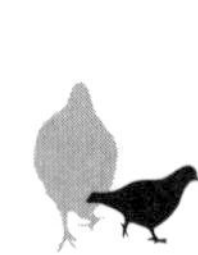

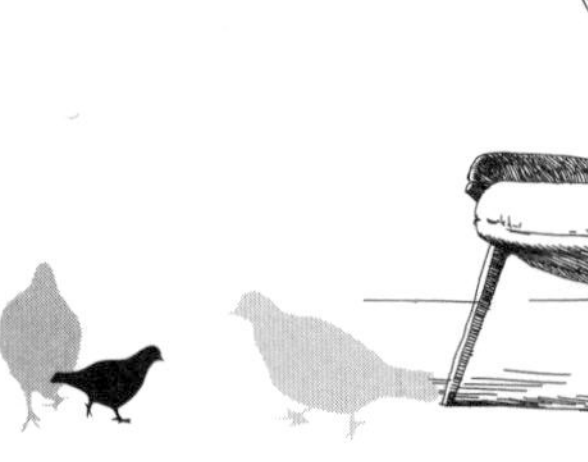

膀時，我認真打量他，忍不住說出了一句不得體的話：「你比我想像中還要瘦！」

失去生活滋味與動力

他和我一同坐在餐廳裡共享西班牙海鮮燉飯。開場之際，好多沉默。畢竟我不想主動打開他喪妻的話題。我不知道他是否準備好要談這課題，我需要維護他的自尊，照顧他的面子。吃完海鮮燉飯之後，我們還是無傷大雅地寒暄著。

直到我倆搖起紅酒杯，他才開始對我打開心窗。

他說太太去世後的過去兩年，所有本來應該會快樂的事情都變得完全不快樂了！買新房子、買新汽車、換新工作，一切當初期待的事情，變得完全沒有意思。所有擬定好的計畫雖陸續實現，卻像一把又一把的利刀割在他的心上。

而當初說好的一年一度同學聚餐，他也完全不參與。所有歡悅的對話，他都覺得好無聊。好幾次參與同學們聊天，他愈聽愈生氣，覺得那些對話一點意義也沒有，逼得自己趕緊逃離現場。

沒有孩子的他曾經想要逃到國外，重新來過。可是礙於年長的父母還在國內，他無法逃離、叛逆。

對話中，他問了我好幾次：「What's next?」（下一步該如何走？）

值得擁有美好生命

關於失去摯愛親人的議題，我沒有一個能夠解答所有狀況的方程式。不過，難得他願意告訴我這麼多，我舉起了酒杯，敲他的酒杯：「謝謝你告訴我這麼多。這一切走得真不容易。」

眼眶紅了起來，他努力壓抑自己脆弱的一面。我也不打算追問，我依然想要維護他的尊嚴。

良久，我提出：「我知道你聽過Metamorphosis（蛻變）這一詞。」

他點頭。

「每個人的蛻變都有自己的步伐。我很高興看到你目前一切的行為都很貼近自己的心。喪親的我們有時真的需要把自己化成蛹，給自己一個獨處的空間去醞釀。可是……」

「可是不要把自己困死在蛹裡。」他搶話說。

「是的。你是聰明人，你明白我在暗喻著些什麼。」

搖著酒杯的他點了點頭。

我繼續說：「在我們還未成為蝴蝶又卡在蛹內的時候，我們需要一些信念。這是我當初成為蛹的時候有的信念：『我值得擁有更美好的生命。』我感恩當初自己有這個信念，不然，我一定走不到今天。我始終相信你值得擁有美好的生命，因為我們大家都值得擁有。不然的話，生命就會在蛹裡死去。」

他安靜地聽我說。

「老友，你和我都值得擁有更美好的生命。」酒喝完後，我對他重複說了這一句話，再一次，我們擁抱，然後各自離去。

老朋友，我們一定要再見。

讓喪親者得到善生

很多時候，不多說話反而是更好的存在與陪伴。如果他願意多聊，就多聽。和他共同分享對亡者的回憶……

當我們摯愛的親友去世後，要如何協助喪親者得以善生是一項重要的生命功課。以下是我給大家一些讓喪親者得到善生的基本認知：

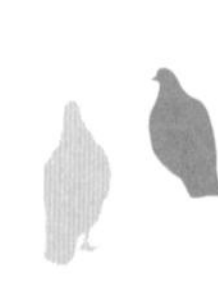
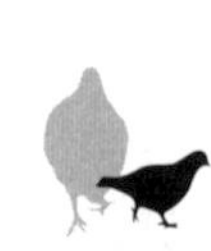
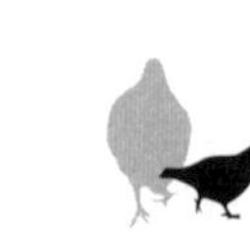

1. 請別對喪親者說你瞭解他的痛苦

一個擁抱、一個誠意的微笑、一個握手、一個肩膀的輕拍，或遞上一些食物和飲料充飢，都比你說你瞭解他的痛苦要好，因為他的痛苦你無法體會，更無法瞭解。

2. 請別要喪親者盡快走出親人死亡的陰影

儘管經過了一年，或五年，如果他每次談起死去的親人都還是憂傷的話，請你允許他擁有自己的憂傷。他其實只需要我們重複性的傾聽，並非我們的勸告。

3. 請別告訴喪親者「每個人都會死，請節哀順變」

很多時候，不多說話反而是更好的存在與陪伴。如果他願意多聊，就多聽。和他共同分享對亡者的回憶、和他回憶你們和亡者的點點滴滴。如果他不願多說，請給他一個獨處的空間。

4. 請別在與喪親者談話的過程中，刻意地迴避談論亡者

如果你願意的話，在亡者的紀念日（忌日或生日）以卡片或信件、電話、拜訪表達你對喪親者的關懷。在談話時，你也可以像亡者生前一樣直接稱呼他的名字。

一同哀傷的人們更能安心地療癒彼此的失落。

5. 請別鼓勵喪親者連忙移除亡者房間的遺物，或做出重大的生活改變（譬如：轉校、離職或者搬遷）

這只會讓喪親者需要花上更大的努力去調整自己的生活步伐。讓他用自己的步伐去決定他何時願意割捨亡者的遺物，去決定哪些是一定要留下的遺物來作紀念品。

6. 請別把彼此的哀傷做比較

請別建議剛失去孩子的父母再考慮生個小孩，或提醒失去孩子的父母他們還幸運地擁有別的孩子。你的善意建議只能讓喪親者對你產生厭惡感，或自責為何無法如你所期待的那樣釋懷、開朗。這會讓哀傷的療癒過程愈顯困難。

7. 請你允許喪親者擁有獨處的空間

你不需要時時刻刻對喪親者表達關懷。悲傷也是需要獨處的。然而，有些時候是我們不知道如何面對喪親者，而以此為藉口，將他孤立。

你可以試著邀請他：「當你需要我陪伴你的時候，不妨打個電話給我。」或者你可以再主動一些：「下週六晚上，我們吃頓晚餐吧！」然後你就必須要等待。如果他想要獨處，他會婉拒你的好意；如果他希望找人分憂，那麼我們的邀請或許就可以讓他有一個空間，去梳理他的哀傷。

8. 如果喪親者對亡者存有遺憾與自責，請別做道德的法官

請別對喪親者的情緒反應做出價值性的批判或分析。請聽他說出心中的遺憾和自責。愈複雜的悲傷，需要愈多的時間和空間去療傷。

9. 請別讓喪親者順應你所要求的方式哀悼

每個人有他自己哀悼亡者的方式。你可以建議，不過不要強求。譬如：你可以建議一同協助喪親者完成往生者的回憶錄、整理照片、完成亡者的未了心願、寫作或作詩悼念亡者等等。由喪親者自行決定他何時要哀悼亡者。即便他拒絕哀悼，也請你要允許他。

10. 一般來說，男性的哀傷反應較不外顯，女性則有表達哀傷的能力

這並不代表男性的哀傷時間較女性短，有時候，男性愈是壓抑哀傷，愈可能導致痊癒的過程拉長。請鼓勵所有準備好的男性喪親者主動去經歷哀傷，讓哀傷的過程不艱困。

11. 喪親者過於專注在工作是無法忘記悲傷的

雖然能夠再次投入工作是復原哀傷的必經歷程，可是過度投入工作而否認或抗拒哀傷時，我們就必須對喪親者多加留意。愈是延遲經歷哀傷，愈會在多年後冒出一種莫名的憂鬱，不斷地困擾其生活。

12. 哀傷是不會隨著時間漸漸淡去的

哀傷並非以時間直線的方式消逝。面臨哀傷的喪親者心中有兩股力量：一股是想要復原的力量；一股是想要哀悼的力量。每一位喪親者都需要在這兩股力量多次的搖擺之中，來回掙扎，逐漸調適自己，進而找到一個能和外在世界連結的相處之道。主動去面對哀傷，復原的可能性是更大的。

13. 死亡結束的只是生命，而非關係

請別勸告喪親者把亡者忘掉，過一個嶄新的未來新生活。我們可以協助喪親者在情感上為亡者找到一個得以尊重和肯定的心理位置，並鼓勵喪親者在生活繼續前進的當兒，隨時依照自己的意願，回頭悼念亡者。

讓離去的家人得到善終，
讓彼此的關係得到善別，
讓喪親的我們繼續善生。
祝福各位，祝福自己。

我的哀傷心甘情願

所有慣性的生活行為裡都有愛，此番掉進哀傷裡，我也是因為愛……

五姑去世的第二週，我的工作如常繁忙。

星期四晚上十點，完成當天所有的工作後，躺在床上，我慣性地想打電話給在家鄉的五姑。雖然電話號碼還在，手機也還有家人在用，可是這一刻，五姑無法接聽電話了。

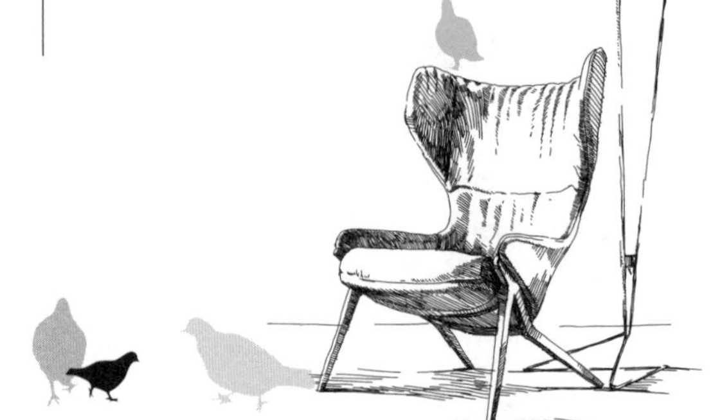
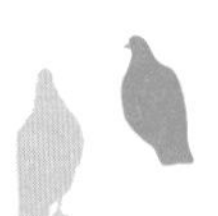
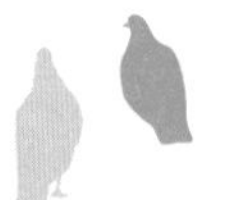

這慣性的動作讓我不小心掉入了哀傷的漩渦裡。是的，現在五姑再也無法接聽我的電話問候了。

掉進哀傷，全為愛

「點啊你？馮五姑。」（粵語：你好嗎，五姑？）

以前的開場白，固定是這樣的。

通常五分鐘的聊天後，我便會掛上電話。聊天的話題總離不開彼此的生活點滴、她的病情、親友們的狀況等。除非她要投訴一些事情，或要求解決一些事項，我們的談話或許才會花長一些的時間來完成。

如今，這五分鐘的哈拉時間，無法連線了。連一秒鐘的電話交談也沒法連上了，更別說那五分鐘。短短的五分鐘，如今看來，如此奢侈！

我只好走到露台去，合掌對著夜晚的天空說：「點啊你？馮五姑。」

然後自己繼續默答：「我在這邊還好。希望你在那邊也還好。」

我沒有阻止自己掉入哀傷的漩渦裡。也唯有在這漩渦裡，我才可以連結已逝的五姑。

畢竟，所有慣性的生活行為裡都有愛，此番掉進哀傷裡，我也是因為愛。對於這位用生命來疼愛我的五姑，我的哀傷心甘情願。

留下遺物，延續愛

請把你想要的遺物留下，間接地也留下亡者給你的關愛和思念。它們足夠讓我們有力量繼續活下去……

喪夫不久的一名婦女致電給我，問道：「我可不可以丟掉我和丈夫睡的那張雙人床？」

「可以告訴我原因嗎？」我問。

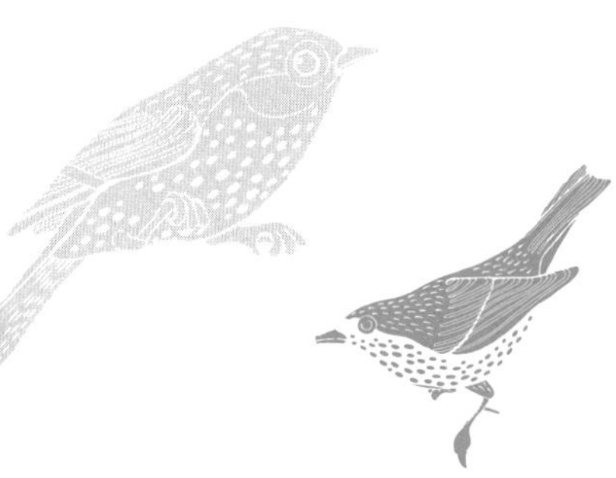

原來，自丈夫去世後，她在深夜裡獨自躺在那張床上時，總是無法抹去腦海裡丈夫病臥床上苟延殘喘的樣子。連續幾晚的失眠，讓她身心折騰不已。拿不定主意的她於是打了電話給我，她擔心自己做出這樣的決定後會後悔。

丟與不丟之間

我和她分享了自己曾經陪伴兩名婦女喪夫的故事。

第一位婦女聽長輩說丈夫去世後，一定要把衣服燒給他，免得他上路辛苦。所以，丈夫去世的那一天，她連忙把櫥櫃裡的衣服全部搬了出來，塞進了好幾個行李箱，統統燒給他。

後來，她對家人說她失眠，她害怕丈夫會回來找她。她的哥哥便吩咐搬運工人把她家中所有和她的丈夫有關的物品也全都搬走，包括他們的雙人床、床褥、腳踏車、魚缸等等。

當她的兒子看到她經常對著丈夫的照片和丈夫對話時，兒子也把他們所有的合影照片給藏起來，希望她能盡早走出悲傷。

家人所做的一切都是為了她好，可是，萬萬沒想到，這一切的善意反而加重也加深了她的悲傷。

每一件物品都承載著某個生命階段的回憶。把她和丈夫共有過的回憶與物件都統統拿走時，就像是把她的生命逐漸丟掉了。

當她找不到任何物品來哀悼丈夫時，內心的焦慮和哀傷便需要靠安眠藥和鎮靜劑來壓制……

第二名婦女來自較貧困的家庭，她和先生擁有的產物不多。拮据的經濟不允許她丟掉所有家裡的物品。她說：「他留下來的東西，我把它們分成兩大類：有用的和沒用的；有用的，我當然不會丟掉。沒用的，也分成兩大類：會想起他的和不會想起他的。那些不會想起他又沒有用的，我統統丟掉。」

我覺得她處理遺物的方式，是非常有智慧的。

她拿出了他當初一直放在身上的醫院預約卡說：「這張醫院預約卡我不會丟掉，因為他以前就是常埋怨我沒有幫他收藏好。」其實遺物不只是裝載著對亡者的回憶，還保存著亡者的聲音。

自主決定其價值與意義

聽完我說的兩個故事後，那名中年婦女似懂非懂地回應道：「那，你是不是叫我不要丟掉那張床？」

我告訴她：「我們如何處理遺物，就間接顯示我們如何處理自己的哀傷，這是一種態度。我覺得第一位婦女對遺物的處理沒有原則，任由她的家人決定，所以，當她想要哀悼丈夫卻沒有任何可以用來悼念的遺物時，她失去了支撐點。我覺得第二位婦女很清楚自己的經濟和身心狀況。她自行決定如何處理遺物，所以多了一份自主性。倘若事後她對丟棄任何一件遺物有何遺憾，她不會怪罪他人，也不會自責。」

「我不是很想丟掉那張床，可是我沒辦法入睡。我的頭腦裡只有他痛苦的畫面，為何我頭腦裡完全沒有他健康的畫面？」

「你在他患病時，全程照顧他。他痛苦和離去的畫面，霎時間是沒有辦法抹去的。我覺得不是這張床讓你痛苦，而是對方患病的過程在你腦海裡依然歷歷在目，你才會感覺痛苦。」

她重複：「那，你是不是叫我不要丟掉那張床？」

「我建議你在拿不定主意時，先不要丟掉這張床。我擔心事後你要哀悼他時，會遺憾自己把這張床給丟掉了。我們不妨在一個月後再做決定。」

最後，我們在對話中，得出了她可以先做出的一個緩衝決定：搬去姊姊家住一個月，讓姊姊陪伴她度過她喪夫的日子。

後來，我每一次去做家訪，她都沒有再提起丟棄雙人床的事。她失眠的問題不再嚴重，她保留了那張雙人床。

遺物有很多種類：有實用價值的和沒有實用價值的；有意義價值的和沒有意義價值的；有專屬自己的或與親友共用的；有思念價值的和沒有思念價值的；有藏有祕密的或大家熟悉的等等。該留些什麼、該丟些什麼，就由家屬們用自己的步伐去處理。

我認為大部分的遺物都有其治癒哀傷的功能。請把你想要的遺物留下，間接地也留下亡者給你的關愛和思念。它們足夠讓我們有力量繼續活下去，而得以善生。

把祝福送給父親

我對她說：「有什麼話想對爸爸說嗎？」

她搖頭三次，堅決地。眼淚卻在眼眶裡打轉，很努力地不讓它流下來。

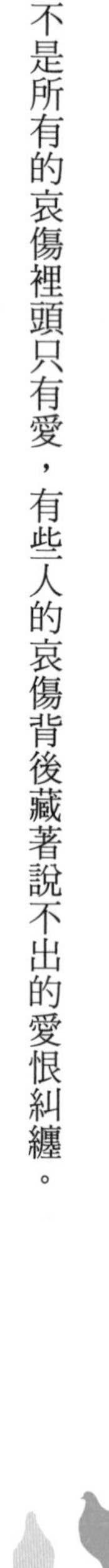

不是所有的哀傷裡頭只有愛，有些人的哀傷背後藏著說不出的愛恨糾纏。

三十五歲的她來參加家庭重塑工作坊，為的是要重新檢視一段父女情。

她對我說：「我是單親家庭長大的孩子。」

這句話開始道出了她對父親的無奈。

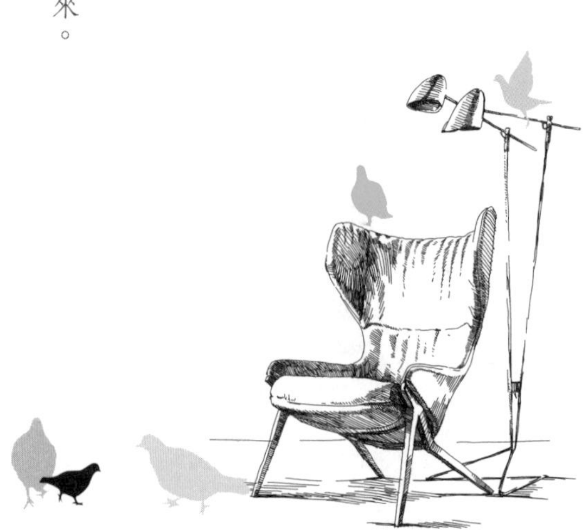

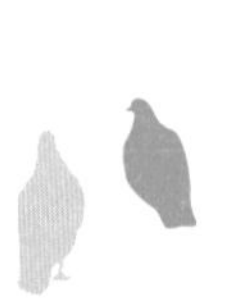

贏了，卻受傷了

從小她就在父親的缺席下長大，但是依然有著滿滿的母愛陪伴著。她的父親棄家不顧、一走了之，還在外頭打造另一個家庭。母親不管如何被公婆欺壓，依然願意為六個孩子咬緊牙關，一手持家。

當時年幼的她，看著母親為孩子們遮風擋雨，心裡充滿疑惑：「爸爸呢？為什麼爸爸每次都要媽媽收拾殘局？」

她看到了祖父母對母親的為難，聽到了他們倆對母親的謾罵，直到最後，母親含淚帶著孩子們搬離夫家，這些生命中坎坷的時刻，父親依然沒有在大家最需要他的時候出現。父親，一直缺席中。

她的內心從疑惑轉為對父親的生厭。對父親的恨，點滴累積成山。

日復一日，長大成為青年的她看見父親回家了。母親沒有推開父親，讓他住進了家裡。

面對父親，作為女兒的她選擇不對話、不問候、不照顧。他的出現擾亂了大家好不容易建立與維持的寧靜及安樂。

終於，有一天，她忍不住和父親正面衝突了，把這些年來的怨恨一次過爆發，數盡父親的不是。

結果父親再次消失了。

她在團體裡娓娓道出時，面部表情不再流露任何怒氣，反而有一絲絲的遺憾。她說：「他好像被我打敗了。我看起來贏了，可是卻也受傷了。」

無法寬恕，但可以祝福

我請她在團隊裡找出一位男士來扮演她的父親，另一位女士扮演過去的她（替身），其他同學則各別扮演她的媽媽和手足們。

我請她描述那一次衝突的場景。我們把她家裡的廚房、大廳都擺設好。吵架內容是從一道菜開始的。我請她用「坐在外圈不參與」的方式來看父親與替身完成那段過去曾發生的對話。

顯然地，從她的臉上，那份生氣早已變成心中的遺憾。我知道這一幕的情況帶來的遺憾會一直牽動著她，而繼續干擾她的生命。

人生有兩種事會削減我們心中的能量：遺憾和後悔。

有些人後悔過去所做的事，不斷地在往後的日子裡堆積內心的遺憾而自責。因此，我不願在這一幕讓她停留太久，而讓遺憾纏住她的靈魂，我想帶她往前探索。

我從她之前填寫的資料裡知道她的父親在三年前罹癌去世。我問：「我們可以把場景帶到醫院去嗎？」

她點頭。沒有眼淚、沒有怒氣，只有一臉的苦澀。

在我眼裡，那是一張不再讓自己表達哀傷、表達怒氣的神情。畢竟，她清楚知道表達過量的哀傷會腐蝕自己的靈魂，表達過量的怒氣則會傷害彼此的關係，就像當初她的怒氣趕走了父親那樣。

所以，為了不傷害自己、也不傷害他人，她唯有把所有的怒氣和哀傷都往肚裡吞下，用苦澀的表情來展現內心的生命。

她娓娓道出，和父親多年不見後，姊姊告訴她：「爸爸生病了。」

她隨後跟著他們去醫院探訪父親，卻站在遠處觀望，全程完全不和父親做任何交流。

姊姊安排了另一頓與父親共餐的聚會，她也沒有出席。

臨終前，她站在他的病床，看著父親身上插滿管子，還是叫不出一聲「爸爸」，只在床邊默念三聲佛號。

如今，我們把這整個場景帶回此時此刻的時空裡，那裡有著一張病床，還有一個躺在床上罹癌且垂危的父親。

我對她說：「有什麼話想對爸爸說嗎？」

她搖頭三次，堅決地。眼淚卻在眼眶裡打轉，很努力地不讓它流下來。

對於一位不曾付出父愛的父親，她的心裡為之糾結。一方面，渴望父愛；另一方面，憎恨父親。

渴望得不到的父愛，會不斷地擴大哀傷的深度；而憎恨父親的冷漠，則會不斷地增長憤怒的厚度。

坐在床邊的她，選擇不再說話。我也和她一同無語，沉默地望著那個躺在床上的父親。

陪著她一同坐著的替身先開口：「我可以握住爸爸的手嗎？」

她點頭給予同意。當她看著替身握住父親的手，眼淚再也忍不住，滾滾而下。

看著她閉眼、搖頭，替身不禁流淚、擁抱著她。同時，也把爸爸的手交給她。

她不但沒有抗拒，反而緊緊地握住爸爸的手。可是眼睛依然閉上，不斷搖頭。

我對她說：「我看到閉上眼睛的你不斷搖頭，你的內心是不是在抗拒著？」

「不是。」她嘆了一口氣。

「那這個搖頭代表了什麼？」

「為何我們的父女情這麼薄弱呢？為何別人的爸爸不是這樣，為何我的爸爸偏偏就是這樣？為什麼要叫他一聲爸爸都這麼難呢？為什麼？」

我點頭，示意她多說出內心的糾結。要一個女兒卡在無法關愛爸爸、同時也無法憎恨爸爸的狀況裡，那真教人煎熬。

這個過程，我們走得很緩慢，彷彿停住了這病房的時空框架，畢竟，那既愛又恨的喪父情結，需要很多的空白來舒緩這複雜的情緒。

替身劃破沉默說：「我可以說一些話嗎？」

她點頭。

替身說：「失去這樣的一個爸爸，真的不容易。不曉得你能不能夠原諒他？」

她搖頭。我也隨之搖頭。我不打算要她去原諒父親，畢竟不是說要原諒就能原諒。

我對她說：「那些你無法寬恕的人物，你就不要寬恕他。可是，無法寬恕的，並不代表你沒有能力祝福他。你不需要寬恕他，才去祝福他。你願意祝福他嗎？祝福他一路好走嗎？」

她願意祝福，可是她最多只能沉默地握住父親的手，一句話也說不出來。我知道這對她很艱難。

良久，我邀請她站起來，讓替身繼續陪著爸爸。我說：「來，讓我們退後幾步看一看。」

站著的我指著那畫面對她說：「現在，我看到一個女孩對爸爸的去世擁有五味雜陳的情緒。她不想繼續仇恨父親，同時也發現自己失去了愛爸爸的能力。這樣的父女情，值得擁有我們一同的祝福。這段父女的關係，我們一同給它一些祝福，好嗎？好讓這位女孩不再為過去所做的事繼續遺憾及後悔，好嗎？」

她點點頭，不斷抹去眼淚。

我邀請扮演媽媽和姊姊們的女士圍成一個圓圈，把這對父女給包圍著。我對她們說：「請你們牽著手，透過呼吸、透過眼神，把你們的祝福送給這位妹妹，也送給這位父親，更加要把祝福送給這段父女情。」我邀請她邊觀看，邊讓這些畫面走進她的心靈裡。

之後，我再邀請其他學員：「如果周邊的你，願意的話，也請你站起來，圍起另一個更大的圓圈，牽著手，透過你的呼吸和眼神，把你們內心的祝福送給這個家庭、這位女士、這位父親，更加要把祝福送給這段父女情。」

結果，所有周邊的學員也都站了起來，圍成一個更大的圓圈。當下，只剩下我和她一同站在周邊，看著一圈又一圈的人們圍著病房裡的這對父女。

她完全可以接受被祝福的感動。眼淚不聽話地流下，視線一直停留在內圈兩父女的畫面。我溫柔地對她說：「現在，我們帶著這些別人給予的祝福回到爸爸的身邊，好嗎？」

我們越過那兩個圓圈，回到爸爸的床邊。我看著她毫不猶豫地握著爸爸的手，緩慢地說出：「爸爸，你好走。請你祝福我。我會祝福你。」

同時她也握住自己（替身）的雙手：「辛苦你了。我們要好好地一同活著。」同時，她與替身緊緊地環抱著。而那兩圈周邊的祝福，依然透過大家的呼吸及眼神，一層又一層地遞送給她。

我看到這裡，自己的眼淚也不禁滑下。是的，那些無法寬恕的人物及關係，更需要我們給予大量的祝福。那些無法走過的傷害，更需要我們給予大量的包容。

好好呵護受傷的自己

工作坊結束兩週後，她寫了一封信給我。得到了她的允許，我摘錄一些與你們分享。

以量：

工作坊結束後，心情像雲霄飛車般忽上忽下，時而平靜、時而哀傷，感覺好像進入迷宮。發現那煩惱的源頭並非來自我和父親之間的關係，經過和他連結做善別，我也都放下了，亦沒有那所謂又愛又恨的父女情結。

我一再思索，發現源頭是自己有個內在小孩沒處理好，可又被喚醒了。那從小思想特別早熟、情感細膩、孤單又無助的小孩，跑出來和自己對話。以前都沒察覺這份失落的感覺會慢慢消耗自己的能量，進而侵襲生命，讓自己陷入一種無力感的狀況，難怪這幾年來我都過得不開心。

經過這次生命的探索，我才恍然大悟，原來自己一再忽略了自己，居然活在這框框裡頭那麼久也沒覺知。

如果沒有你的分析，我不會想到這一環，原來我也要建立好自我的關係線，只要自我的關係線充滿能量與愛，那麼就不會一直往外求，也不會忽略了身邊許多的人、事與物。這可是我意想不到的收穫。

真相大白後，現在的我感覺好多了，接納了這是人生的一部分，心裡踏實了許多，不再感到那麼悲觀無助，更加要提醒自己要用不同的視野來看世界。

再次謝謝你以量，在我卡在人生的十字路口時，找到了明確的方向，也讓我發現幸福就在咫尺間。

想起那兩個圈圈的畫面，那份感動依然清晰浮現在腦海裡，看似虛擬，但情感是真的。

感動的圓圈已經駐守在我的腦海裡，它會伴隨著我，因為裡頭除了有大家的祝福，還有我給自己和爸爸的祝福，好美好美。相信在不同空間的父親會收到這份祝福。

祝福你，以量。也祝福自己。

在電腦螢幕前讀著這一封電郵，我感動良久。

善生，是要自己認回過去那個受傷的自己，好好呵護受傷的自己，好讓亡者安息，生者安心。

我一直都在天上祝福你

要是還可以的話，我會給那時候僅有四十歲的父親一個擁抱。希望他自己也有辦法照顧好他那內心小小的自己。他那內心充滿坑坑洞洞的心靈，他也辛苦了……

在家庭重塑工作坊的角色扮演裡，我聽到一位扮演過世爸爸角色的男人對著他的兒子（當事人）說：「兒子，我一直都在天上祝福你。」聽了這句話，我的眼淚不禁流下來。畢竟，它也是我渴望的一句話。我抹乾眼淚，繼續為這位男生的心靈工作。

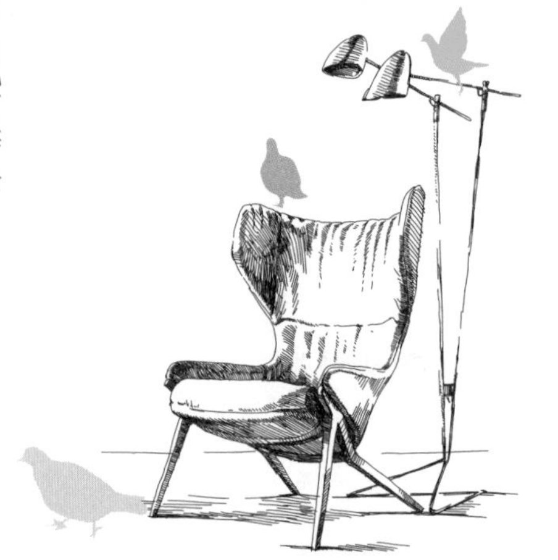

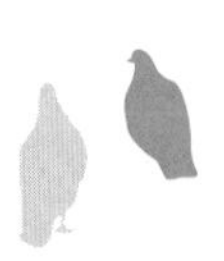

我很想對父親說我不再憎恨他，因為我找不到任何理由繼續憎恨他。在父子之間的仇恨裡，我決定拾起愛，雖然那愛，稀少得有點可惜。

堅守背後，證明自己擁有父愛

過去嗜賭的父親，為了逃離地下錢莊的追債，拋妻棄子，讓全家人承受他嗜賭所帶來的恐懼。他失蹤四年後，回到老家療養。當時他已是末期鼻癌的病人，十三歲的我不願照顧他。

不到四個月，躺在大廳病床上的他身體抽搐、去世，雙眼無法闔上，恐懼地看著我。那天，是星期日。是的，那天是一個沒有上課的星期日早上。我記得，也無法忘記。

喪父長達十多年之內，我不願談起他。每當談起他，我就有莫名的憤怒，摻雜著說不出的內疚。那種愛恨關係，讓悲傷多了一層複雜的情感。

難道我的父親真的一點都不愛我嗎？

不是的。

是我當初的憤怒及仇恨掩蓋了真相。長大後的我，慢慢地，願意把憤怒及仇恨挪開時，有一個童年畫面不由自主地浮上腦海。

那一年，我只有十歲。

父親為了躲開地下錢莊的追債，久久才一次靜悄悄地在半夜裡回家，把自己關在睡房裡不出門、不主動和我說話。兩三天後，又靜悄悄地在半夜裡離開家鄉。人生中，有那麼一次，就只有那麼一次，我感受到了他的愛。不過，當時的我卻嫌棄他給予的愛。

十歲的我，在自己的床上熟睡著。深夜的他要離開之前，站在我的床邊，我可以感受到他的右手很溫柔地撫摸著我的頭髮。熟睡的我被他吵醒之後，因為討厭他、嫌棄他，所以刻意閉上眼睛繼續裝睡。

他離開之際，對我說：「仔，以後你長大，唔好好似你老豆我咁無用。」（粵語：兒子，你長大後，不要像爸爸如此無能。）

我依然沒有任何反應。他就安靜地，在那個半夜離開家鄉了。

隔了將近二十五年後，有一次，我把這突然浮現的畫面說給我的輔導督導聽。他四兩撥千斤地說：「你對你的爸爸真忠誠啊！」

我聽不明白。他繼續說：「父親唯一的一句叮嚀，你不是一直都放在心上嗎？」

我的頭腦突然好像被敲了一大下。「對哦！我窮其一生在證明自己是一個有用的人，無非就是為了守候著爸爸的這一句話，我原來如此聽爸爸的話！」

那一刻的看見，我突然覺得我不再只是屬於我的媽媽的，我也是如此孝順我的爸爸，我的聽話及我的忠誠一直告訴著我：「以量，你是有爸爸的。而且你是屬於你的爸爸的。不然，你不會如此聽爸爸的話。」

善生，是給已逝者最欣慰的禮物

我的人生就只有一個畫面，能讓我憶起父親的溫暖。也就只有這個畫面，能讓我感受到父親曾經給過我愛。可惜的是，我當時候不懂得珍惜，而且還拒絕那份愛。可惜。

要是時光可以把現在的我帶回當初的場景，讓我站在父親的旁邊看著他撫摸小小以量的頭髮，現在的我會對過去的他說：「爸爸，you are good enough（你已經夠好了）。爸爸，謝謝你給小小以量這樣的一刻。這畫面，對他而言，起了一個很重大、很深遠的影響。你放心。我會照顧他。以量很乖，他很聽你的話，因為你這句話，他一直用他的生命在你的話語裡顯示著他對你的忠誠與孝順。你放心，爸爸。」

要是還可以的話，我會給那時候僅有四十歲的父親一個擁抱。希望他自己也有辦法照顧好他那內心小小的自己。他那內心充滿坑坑洞洞的心靈，他也辛苦了。

穿越憤怒與恐懼，延續那份愛。我父親是愛我的，而且我也愛著他。我並沒有忘記這份愛，雖然它是稀薄的。

時間一晃，父親離世已經三十年。回顧這三十年的時光，原來我對父親是如此地忠誠。我以為一個沒有用的父親，無法讓我從他身上學習到任何東西。沒想到他的一句叮嚀，我卻如此忠誠地守候著。

叛逆的兒子無論如何叛逆，犯錯的爸爸無論如何犯錯，兩父子的心靈和血緣依舊深深地連結著。兒子用他的生命來表達著對父親的忠誠，而父親用他的死亡來教育兒子活出自己。

正因這樣，當我聽到一位扮演爸爸的男人對著兒子（當事人）說：「兒子，我一直都在天上祝福你」時，我的眼淚不禁流了下來。彷彿這是父親最想對我說的一句話。我深信我的父親也像那位男生的父親一樣，會在天上祝福我。

生命裡沒有意外，這一切的一切是要這樣子發生的。對於這份深厚又複雜的哀傷，我帶著感恩的心去臣服。畢竟，我清楚瞭解：我的善生是給已逝的父親最欣慰的禮物。

巨人的眼淚

「她不只是你的病人，你也不只是她的醫生。她是你的太太，而你是她的丈夫。」

聽到了這一句話，他流下了眼淚……

「醫生，我們都知道你是一位很有名望的醫生。大家都把你看成是一個強者。大家都覺得你治療過這麼多病人，看過如此多病人的生與死，是最有能力應對你太太罹癌這件事。請允許我誠實地說，其實這才是讓我最擔心的。」

他坐在病房裡看著我，完全沒有預料到我會如此大膽地在他面前說出這一番

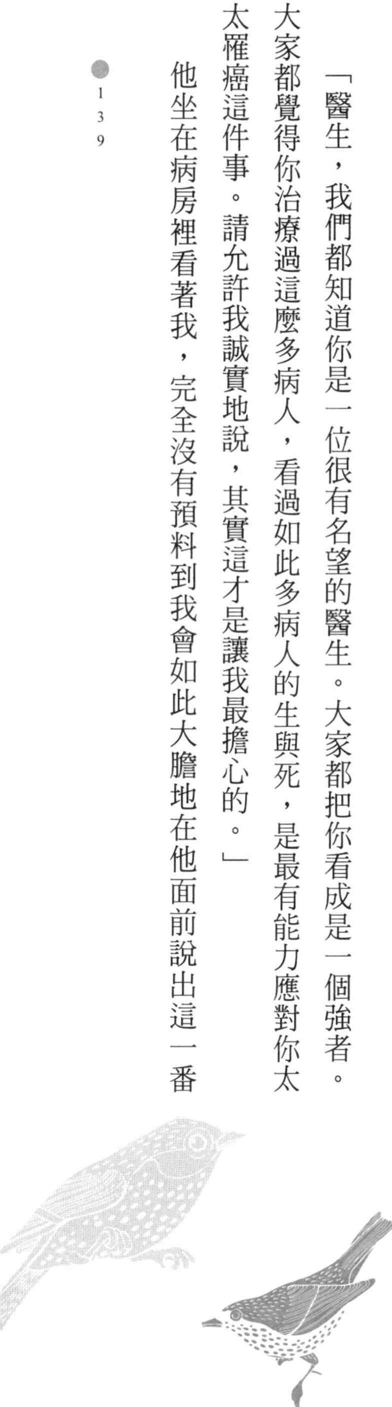

話。而我也因為認識了他將近兩個月，才有膽量在一個有權威、有地位的巨人面前說出這番真相，這不容易。

你不只是醫生，也是丈夫

我用很緩慢的語氣繼續說出：「我看到你一直在想辦法協助你太太抗癌。我關心的是除了你的太太，其實還有你。醫生，你最近生活如何？你過得怎樣？你自己一個人如何面對這麼多事情？誰來照顧你？」

他依舊沒有回應我，疲憊的眼神不時停留在那躺在睡床上已昏迷兩天的太太身上。我們都知道，他的太太可能今天就要去世了。他不需要我們院方的病情告知，也不需要我們任何的慰問，他比我們任何一個醫療工作人員更知道他太太的病情。

這兩個月的陪伴，我知道，非常盡醫責的他，一直把自己的感受、需求擺放在一旁。兵來將擋，水來土掩，沒有任何事情可以難倒他。

可是，在死神面前，沒有人可以獲得最終的勝仗。

巨人這一次註定要徹底被打敗了，而付出的代價，是要他失去自己最摯愛的太太。

「放下你做醫生的角色吧！」

看著他無助地坐在病房內，我內心如此吶喊著。可是，我不敢說出來。我怕得罪巨人。

我看到他伸出手，握住了太太那消瘦的手，最後我忍不住，試著用我最溫和的聲量說出：「她不只是你的病人，你也不只是她的醫生。她是你的太太，而你是她的丈夫。」

他聽到這一句話後，流下了眼淚：「是的。我是她的丈夫。」重複著：「我是她的丈夫。」雙手隨後不斷地握住太太的手。

我安靜地陪著他。看著他那眼淚裡頭有著許多對太太的不捨。在旁邊坐著的我，也安靜地流下了我那被感動的眼淚。

悲傷的權利，你我都值得擁有

這位深愛太太的先生，我感謝你願意卸掉醫生那巨大的角色，讓你的太太可以以太太的身分靠近你，而非一直只是你的病人。

當所有角色都卸下，職責也擱放一旁之後，我們每一個人，都是有情感的，何況是如此深愛太太的你。

在離別跟前，不管你是誰，擁有怎樣的身分及地位，你都值得擁有悲傷的權利。

躲在衣櫃裡的哀傷

眼前這位喪偶的男同志，和其他喪偶的異性戀者經歷的心路旅程，是一樣的。請允許每個人都有自己的權利選擇如何哀傷，也允許每個人都有自己的權利選擇如何去愛。

那天，我拜訪一名四十多歲的同性戀者。他和他的同志伴侶生活了八年，後來，同志伴侶因患上肝癌，前後不到三個月，就離開了人間。對失去摯愛的他來說，這是天大的打擊。

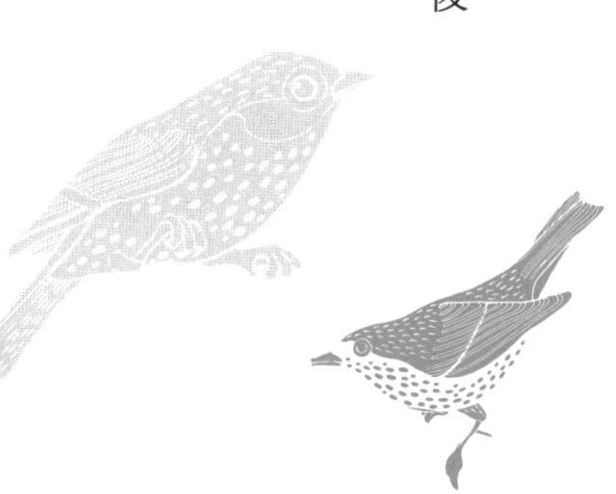

配偶離世後的幾個月，他用獨處來應對自己的悲哀。他把自己關在家裡，不剃鬍鬚、不看電視、不接電話，甚至不工作。

我唯有不時寄簡訊向他問好。每一次，他都用「我還好」來回覆我的問候。顯然地，被他壓抑著的悲哀無法流通，卡在他的心房裡。

半年後，我再寄簡訊給他，他竟主動打電話給我，邀請我去他家會面。我想，他也許準備好和我說話了。

社會壓力，無法奔喪

我們約在他家見面。當天，我從背包裡拿出自己寫的一本書送給他。滿臉鬍碴的他看著那書名，翻閱幾頁後說：「《陪你到最後》這書名是我曾經和他說過的一句話。我想陪他到最後，很可惜……」

他把書擱在桌上繼續說：「他去世時，我哭得很厲害。我的眼淚還掉落在他的臉上。」我點頭聆聽。

「我不知道原來這麼痛。我從來不曾如此痛苦。我媽媽去世時，我並沒有感到難過，反而為媽媽不再承受生理的疼痛而感到釋懷。可沒想到他的去世，會讓我這麼痛。」

雖然我知道每一段哀傷是無法做比較的，我還是如此回應：「你沒想到這一次失去他的哀痛比上一次失去母親更痛。所以你誰也不想見？」

他點頭，沉默幾秒：「我以為我可以和他一同到老……」他再度陷入短暫的沉默中，然後低頭說：「老天爺很殘忍。我每晚都祈禱，可是我每晚都需要服用安眠藥才能入睡。」

「你知道嗎，在西方國家調查中，失去配偶的壓力指數是最高的。何況你們是一對同志伴侶，沒有孩子的陪伴、沒有親友的支持，又無法說出來，壓力會更大。」我的回應顯然搭不上調。

「你知道嗎？我沒有出席他的葬禮。」他鼓起勇氣說。

「我不知道。為什麼？」我鼓起勇氣問。

「我不要他的母親對我們同居的關係起疑心，因為我一定會在葬禮上哭得很傷心。我以上班趕工來做藉口，避開葬禮，還有他的媽媽。」

「嗯。那真不容易。這幾個月，你身邊有沒有朋友陪伴你？」

「沒有。」

「你都是一個人？」

「嗯。」

我冒昧地問：「所以今天你邀請我來這裡聊天，是你第一次和別人說起這些事情？」

「嗯。我知道他有在醫院裡把我們的關係告訴你。」

他微笑的臉上掛著苦澀的眼神，也許，關於他們的愛情故事，他不想讓我知道得那麼多。

「他住院的那一段日子，吩咐我一定要聯絡你。他說他不擔心他的母親，他最擔心你會放棄自己。」我婉轉地暗示他我知道他或許會有潛在的自殺意念。

他壓抑著淚水：「我知道我是可以走出來的。只是，我不會再擁有任何感情，也不會再有任何一個人是我可以這麼深愛的。」

眼前這位喪偶的男同志，和其他喪偶的異性戀者經歷的心路旅程，是一樣的。只因他是同性戀者，所以，他選擇躲在衣櫃裡獨自舔傷。無法被社會認可的同志關係，連奔喪都需要把自己的悲傷匿藏起來，更無法告知親友和同事。

真教人心疼。他的悲傷被迫要躲起來，哀悼無法在太陽底下敞開，都因為他不願引起社會和親友的批判，正如當初他倆需要把這段關係藏匿起來，也是因為恐懼於別人的疑心。

心甘情願，雖痛不苦

他的痛，我願意陪伴。我心疼這樣的哀傷。「謝謝你邀請我來你家，我很感謝你主動告訴了我你的哀傷，謝謝你。或許我沒有太多可以協助你的方法，可是，能夠聆聽你這些無法說出來的悲傷，是我能夠給你的一點點支持。辛苦了。」

他凝視著我，那深藏已久的眼淚，緩緩落下。

「當初他把我放在衣櫃裡，我也心甘情願走進去。那一進去，我隨之也把我的喜怒哀樂藏在那裡了。如今他去世了，剩下我和我的哀傷依然藏在衣櫃裡。沒關係，我沒有想到要走出衣櫃，因為那裡頭仍然還有我們的回憶。那就足夠了。」重複「那就足夠了」的同時，他給了我一抹雲淡風輕的微笑。

我聽了，沒有辦法用頭腦裡任何專業知識來回應他。看似是我前來支持他、陪伴他，此刻，他反而用他自身的哀傷及生命給我上了一堂課。

在不傷害自己及他人的前提之下，請允許每個人都有自己的權利選擇如何哀傷，也允許每個人都有自己的權利選擇如何去愛。

Who you are shapes how you grief, and also, who you are shapes how you love.（意譯：你是誰決定了你如何哀傷；你是誰也決定了你如何去愛。）

躲在衣櫃裡的關係，社會未必認同，家人也未必許可，不過他們彼此體驗了愛。躲在衣櫃裡的哀傷，仍然有彼此留下的關愛來作伴。

謝謝他給我上了一堂寶貴的課，這是一份有亡者的愛陪伴的失落。雖痛，但不苦。

我有悲傷的權利

我可以隨時自由地表達悲傷的感受。當我想要聊聊時，可以去找願意傾聽我並愛我的人。當我不想談這件事時，也是可以被接受的……

那一個清晨，我漫步在台灣國立臺北護理健康大學（簡稱國北護）的療癒花園裡。

這是台灣第一座悲傷療癒花園，理念源於加拿大悲傷輔導專家愛倫．沃福特博士Dr. Alan D. Wolfelt 的「悲傷園藝化模式」（Grief Gardening Model）。這療癒花

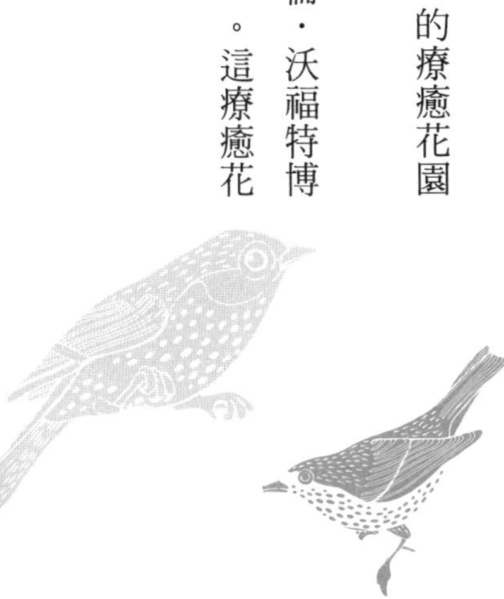

園以一條河流為主軸，貫穿整座花園。

踏入花園裡，我站在看板前，用心閱讀一遍由愛倫．沃福特博士聲明的〈我有悲傷的權利〉。

我很慶幸已經整理許多遍生命所遇見的失落經驗。基本上，我生命中深沉的憂傷都處理得讓我的心靈保有平安。不過，我清楚知道不是所有人都有這份福氣。

我們的社會節奏快速到不允許大家將心安靜地去經歷內在的悲傷。我們的社會常催促大家快點跳過悲傷，誰顯得最堅強，誰就是王者。我們難免會扭曲各自心裡的悲傷。

沃福特說：「我們每個人都擁有悲傷的權利。」

瞭解悲傷，重燃生命力

我們華人不允許也不鼓勵常悲傷，顯露哀傷並不是我們中華文化的美德，流出眼淚更不是我們文化的常態。

「眼淚」常被等同於「弱者」。因此，在這個文化之下活著的我們常有意無意地壓抑自己的哀傷，快速跳過哀傷，而驅走哀傷。如此壓迫的現象扭曲了我們經歷悲傷的旅程，而導致身心頻頻出狀況。

所以，我鼓勵我們這個社會，提供更多的空間，讓大家主動經歷悲傷。屆時，你將會發現，當悲傷得以揭露、表達、整合之後，我們會帶著更多的能量繼續活著。

如果你正在經歷生命中的哀傷與失落，不妨花一些時間看一看由沃福特所撰寫的文字，如下（譯文來自台灣國立臺北護理健康大學）：

當你失去了所愛的人或面對重大失落時，你可能會有許多傷痛的感覺與害怕的想法，這些想法與感覺都是一種悲傷的反應，而這是每一個人在失去他們所愛的人或經歷重大失落事件之後的普遍反應。

下面十個悲傷的權利可以幫助你瞭解你的悲傷是怎麼回事，並且對生命再度燃起希望，用合理的想法看待失落。

1. **我可以有自己獨特的失落感。**我可以生氣、傷心或感到寂寞；可以有害怕或解脫的感覺；我也可以感覺麻木，或有時甚至沒有任何感覺。

2. **我可以隨時自由地表達悲傷的感受。**當我想要聊聊時，可以去找願意傾聽我並愛我的人。當我不想談這件事時，也是可以被接受的。

3. **我可以用自己的方式表達悲傷。**有些孩子在悲傷時，會想要從玩樂中讓自己覺得好過些，我也可以試著去玩玩或大笑一場。也可以生氣或叫喊，這並不表示我很差勁，這只是表示我有害怕及悲傷的感覺。

4. **我可以請求協助。**大多數時候我需要人們的關注，關心我的感覺和我所說的話，並且無論如何，他們都會愛我。

5. **我可以對生活瑣事感到厭煩。**我有時可能覺得自己脾氣很壞，難以與人相處。

6. **我可以有突發的情緒。**突發的情緒是因為悲傷的感覺有時會突然來襲——即使在失落事件發生很久以後。這種感覺可能會很強烈，甚至會令人害怕。出現這種情形時，我也許會害怕獨處。

7. **我可以借助信仰處理悲傷。**禱告或念經可以使我覺得較平靜，而且似乎覺得離逝去的人較近一些。

8. 我可以探尋失落事件帶給我的疑惑。但是如果沒有答案也沒關係。生死的問題是世界上最難回答的問題之一，這世界上其實有很多問題都難以解答。

9. 我可以思念或說出我懷念的人或事。有時回憶是甜蜜的，但有時回憶卻令人痛苦。不管哪一種滋味，這些回憶都可以讓我對逝去的人或事保留一份真誠的愛。

10. 我可以在療癒歷程中帶著悲傷成長。我將會有一個愉快的未來，但失落的人或事都是我生命的一部分，我會永遠懷念他們。

自由對待悲傷

事後，我從宣傳單中，讀到另一個更簡短的版本。我覺得這一個更簡短的版本，可以在你每天早上起來，或者當你感覺悲傷被卡住的時候，去念一遍或幾遍的。

〈我有悲傷的權利〉

1．我可以有自己獨特的失落感。
2．我可以隨時自由地表達悲傷的感受。
3．我可以用自己的方式表達悲傷。
4．我可以請求協助。
5．我可以對生活瑣事感到厭煩。
6．我可以有突發的情緒。
7．我可以借助信仰處理悲傷。
8．我可以探尋失落事件帶給我的疑惑。
9．我可以思念或說出我懷念的人或事。
10．我可以在療癒歷程中帶著悲傷成長。

僅藉這篇文章，我由衷希望每個人的悲傷都能如此自由地被對待。

祝福大家的悲傷，也祝福我自己的悲傷。

死亡沒有結束關係

孩子走了，不過你和他的關係沒有結束。不管他在還是不在，他永遠是你的兒子，而你也永遠是他的媽媽。死亡結束的只是生命，不是關係……

我曾陪伴一名患上末期腦癌的三歲男孩。因為身體迅速衰退，導致他在家裡呈現垂危狀態，父母趕緊把他送進加護病房搶救。

「兒子，你還會再回來嗎？」母親把他緊緊抱在懷裡。

男孩在許多針管、喉管、藥物及媽媽的擁抱下，微笑、點頭、離去。

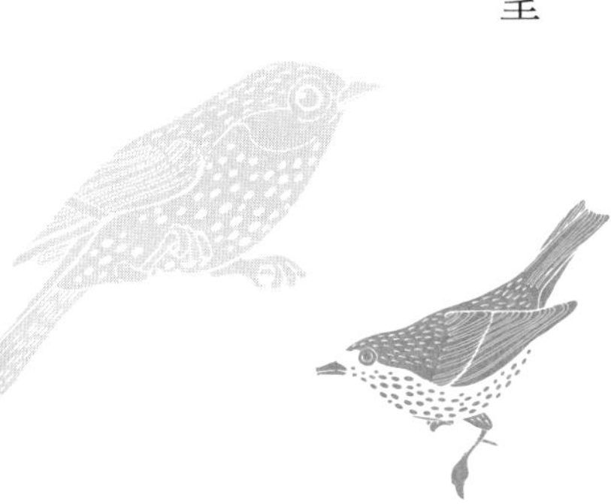

那一天是他的生日，也是他的忌日。

當天，我也在加護病房陪著他們，見證著這一切。夫妻倆沒有流淚，用很平靜的心情去處理一切身後事。他們深信這是老天爺派來的天使，兒子只是暫時離開，因為他答應會再回來。

一個月後，我去拜訪男孩的母親。那是一個我熟悉的居家環境，四周放了許多男孩的照片，而那些照片展現著一張又一張的陽光笑容。

其中一張照片擱在大廳的書桌上，母親在相框玻璃上寫著：「孩子，請記得回來。爸爸媽媽在等著你。」

我正常嗎？

男孩的父親上班去，我和男孩的母親坐在大廳開始聊天。她告訴我：「每天清晨，我和先生都會去墓園看一看孩子。我的心才能穩定。」我點頭，讓她知道我在傾聽。

「每天中午，我一定會去樓下附近的草地走一趟。只有在那裡，我才能記得他的笑容。」

她邀請我走進他倆的睡房，那也是男孩的睡房。雙人床中間鋪展著男孩的一整套睡衣，「我每天都會給他更換一套睡衣。」她說。

孩子的爸爸每晚都會拿一本繪本閱讀給他聽。床邊，確實放著男孩喜愛翻閱的繪本。

「你可能不相信。不過，我覺得他還沒有離開。」

我點頭：「嗯。我感覺到你的感覺很強烈，他始終沒有離開你們。」

回到大廳，我繼續聽她分享現在的生活。我們一同重述男孩離去的那一刻，我們安靜地哭著，也笑著。話題不煽情，情緒也不波動。

她忍不住對我說：「謝謝你，以量。你感覺得到我們的痛。」

她直言喪子的她受到不少親友的壓力。

同事說：「你還年輕，可以再生一個。」

佛友說：「那是你們的業障。為了消除業障，你們要做多一點懺悔。」

教友說：「孩子是天使，已經回到主的懷抱裡。」

家人說：「你不要太傷心，傷心也是沒有用的。你倆還年輕，還可以再生孩子。」

她完全不需要這些安慰的語句，一點都不需要。

除了她的丈夫，沒有人可以瞭解她經歷的痛苦。作為一個媽媽，她不只是失去了兒子，同時也失去了所有對兒子未來的寄望。

最讓她氣憤且無法反駁的一句話是：「你還年輕，可以再生一個。」她坦言真希望說這些話的親友能夠經歷和她同樣喪子的痛苦。那麼，他們就會知道失去的生命不是任何新生命可以取代的。

她也說沒有人可以接受她如今為孩子所做的一切：在家裡放很多男孩的照片、每天去墓園、每天清洗孩子的衣服、每天和丈夫一同讀繪本給孩子聽等等。

她問：「我正常嗎？」

「顯然地，生命結束的只是生命，而非關係。作為一個媽媽，你所有的行為都在告訴我你依然想繼續做孩子的媽媽。我相信你這樣做一定有自己的需要。我只能說你經歷了一段不是一般人會擁有的失落。這沒有正常與不正常之分。」

「我需要看心理醫生嗎？」

「目前不需要，除非你長期失眠、暴瘦、不想去工作，或孤立自己，不願和親友說話。如果是這樣，你需要考慮去看精神科醫生。」

多些允許

一個人擁有複雜性的悲傷，請不要要求自己立刻走出悲傷，也不要強迫自己很快就可以回到之前的生活步伐。請給自己多一些的允許，讓自己有多一些的時間好好調適。

我說：「孩子走了，不過你和他的關係沒有結束。你可以好好地把他放在你的心中。不管他在還是不在，他永遠是你的兒子，而你也永遠是他的媽媽。死亡結束的只是生命，不是關係。」

站在大門口離別前，她握緊我的雙手：「謝謝你，以量。」

我答應她兩個星期後我會和他們夫妻倆一同去墓園探望男孩。祝福遠方的男孩，還有正在經歷哀傷的這對父母。

找到心中的寧靜

別被社會的眼光給束縛，別讓社會的對錯來決定我們要如何去經歷自己喪失親人的悲慟。只要心中得到寧靜，誰說不能夠每天都來墓園看小孩一面？

在一個熾熱的午後，我們去祭拜已逝的小孩。

那是一個小小的墳墓：凸出來的長方形墳墓，泥土上鋪滿翠綠的青草。墓碑除了刻著小孩的名字，還有他的出生日期以及去世日期。小孩，僅有三歲的壽命。炎熱的午後陽光把我們的悲傷都給烘乾，把我們的言語也給蒸發。剩下的是，

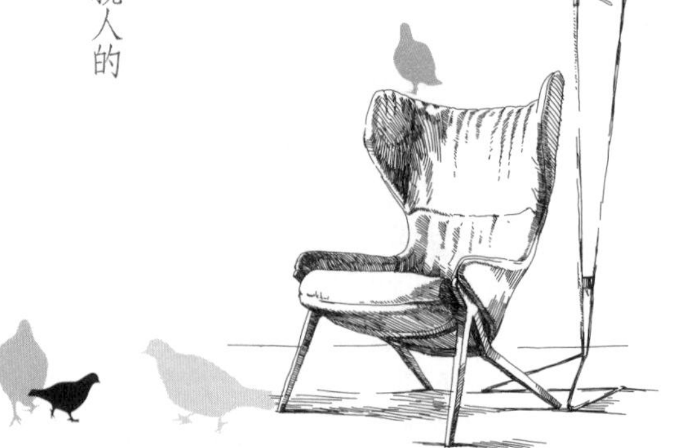

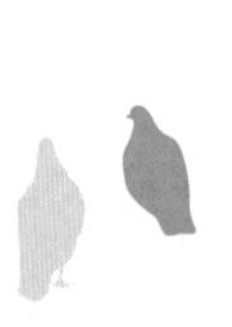

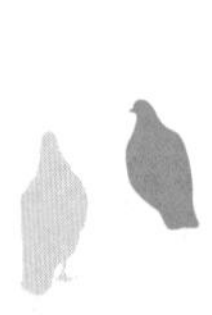

我們四人，各自沉默著閱讀自己的傷悲。

沉默相伴

陪同的醫生買了一小盆橘色的非洲菊，放到墳前。媽媽弄了小孩愛吃的甜點和飯糰，也放在墳前。

媽媽安靜地坐了下來，在墳墓的右邊。爸爸蹲了下去，在墳墓的左邊。我也隨之蹲下來，在墓碑的正左方。醫生安靜地站著，在墓碑的正右方。我們四個人，圍著那個小小的墳墓，還是無法用言語劃破沉默。

我們正在用無聲哀悼一個小孩的離去。我依稀記得當時小孩在痛苦狀況中選擇微笑地離去，媽媽當時把他抱在懷裡。

沉默。良久。我聽到暖風飄來的聲音。

再沉默。良久。

我們誰都沒有移動姿勢。我也不敢舉起左手看手錶裡顯示的分秒針，到底我們沉默了多久。

那個沉默裡，不需要我們的對話來說出各自心中的悲傷。我目睹爸爸和媽媽不斷地用手撫摸青草，又時而輕掃墓碑。

這喪子的痛，也只能用沉默來表達。畢竟這痛，是割過心中深處的位置，成為一生中的痛。

生病過程，我陪伴這小孩及其父母長達半年。如今蹲在他的墳前，我腦海裡揮不去那小孩的笑容。那是一張長期服用類固醇而腫脹的笑臉。笑臉的背後，是對死亡的無知和無懼。我自己的心裡，其實是一陣又一陣的心酸在攪和著。

直到爸爸用右手摸一摸墓碑刻著的孩子名字，再次親吻右手、起身，我才隨之站起來。媽媽依然靠在小小的墳墓，撫摸著那些長得平坦卻乾淨的青草。醫生依然站著陪媽媽。

回顧・自評

我主動說出感謝他們帶我和醫生前來祭拜小孩，卻不主動問任何的話語，都在聽他們分享。希望他們知道有些時候，沉默的陪伴反而是更有力量的。雖然我不知道該說什麼，不過我們都在。

媽媽說：「他去世的時候，是微笑的。」

爸爸說：「我們讓躺在棺木的他雙手握住他心愛的玩具。」

媽媽又說：「我希望他會回來。」

爸爸也說：「現在每一次閉上眼睛睡覺，都會一直看到他的笑容。他不斷咯咯笑的樣子。」

他們都分別告訴我：「我無法記住七個月之前他健康的樣子，腦海裡一直都是他生病之後的樣子。」我想，這七個月，是他們人生中最困難的七個月。怎麼可能這麼容易忘懷呢？

他們也告訴我：「那七個月，我們都不問為什麼是我們。我們根本沒有時間去問為什麼。我們只知道我們一直需要不停地做決定。而每一個決定都是重大的。動手術，醫生只給我們八分鐘的時間決定！放棄手術，醫生也要我們立即做決定！每一個決定都是這麼難，也是這麼緊急。現在我們不需要做決定，可是卻一直問自己哪一個決定，我們做對了；哪一個決定，我們做錯了；哪一個部分，我們做得還不夠好。」

我只負責點頭、負責聽。我知道他們完全不需要我專業的知識來解釋他們現在的處境。

我知道每一個盡心盡力去照顧病患孩子的父母，在孩子去世後，總會給自己比較嚴謹的評語與回饋。而我知道，即使事情不管重來多少次，決定還是會一樣的，那就是：要讓自己的孩子活下來。

用適合自己的方式

鐘錶顯示兩點正，我們四人準備離開。

我摸了摸青草，心裡對小孩說：「再見了。希望你將來能夠再次和父母會面。」

醫生也走到墓碑前，在青草上劃了一個十字架。爸爸用右手再次摸了摸孩子的名字，再次親吻自己的右手。媽媽再次蹲下，整個身體俯下，抱著一大片青草，親吻墳上的青草。我們都用不同的方式和小孩說再見，用自己的方式表達不捨與悲傷。

離開前，爸爸對我說：「我和太太每一天傍晚都會一同來這裡。就只有這裡，我們可以找到心中的寧靜。」

我點頭，給爸爸一個肯定的微笑。

是的。每個人只要依循自己心中的感覺，尋回心中的寧靜。別被社會的眼光給束縛，別讓社會的對錯來決定我們要如何去經歷自己喪失親人的悲慟。只要心中得到寧靜，在不傷害別人也不傷害自己的前提之下，誰說不能夠每天都來看小孩一面？

祝福小孩。希望小孩能夠安息。也祝福小孩的爸爸和媽媽，希望他們在走過悲傷的日子裡，不那麼孤單，彼此扶持、彼此關愛。請緩慢地走過生命的痛……

化哀傷為能量

她期待丈夫可以多諒解內心還未復原的創傷，可是，丈夫卻以為只要再生一個寶寶就可以讓妻子忘卻喪嬰的哀傷。在哀傷的道路上，他們倆的步伐不一樣，方向更不一樣，彼此的期待都不被滿足……

那一晚，我和老同學吃晚餐。與她談起我當時在安寧療護中心的工作服務，她告訴我：「我曾經有兩年的時光是處於幽靈狀態的。」

那一段日子是她覺得生命最苦的日子。她首胎懷孕，孩子還有兩個月就要出世

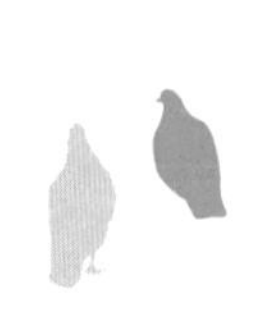

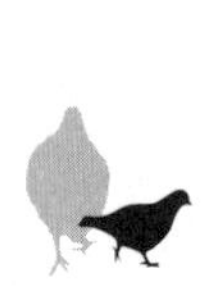

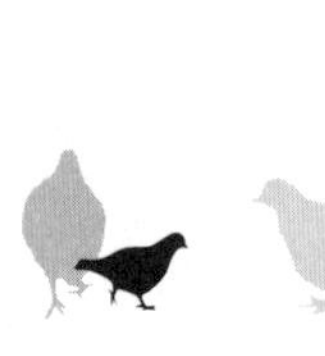

了，醫生卻告訴她，肚子裡的寶寶缺氧去世。

「為什麼會這樣？」我不識趣地問。

「或許我太虛弱了。」

「對不起，我不應該問這樣的問題。」我說。

「沒關係，醫生當時也一直和我說對不起。」

她能夠在我面前勉強地擠出笑容，實在不簡單。

選擇離開，卻走不出哀傷

期待新生命誕生的她，在被告知胎兒在自己的肚子裡逐漸缺氧去世後，虛弱的她還需要當天就動手術把胎兒的遺體取走，她差點因此失去生命。那次失去寶寶的經驗，她說，她幾乎失去了一切。

失去孩子後，最困難的事，是要夫妻倆再生一個孩子。在婚姻裡，男人可以無愛，可是不可無性；女人可以無性，可是卻不能無愛。她因為無法拋開心中失去寶寶的傷痛而無法和丈夫親熱，更甭說做愛。丈夫三番兩次主動要求性愛，可是她害怕再次承受創傷，頻頻拒絕。

她期待丈夫可以多諒解內心還未復原的創傷，可是，丈夫卻以為只要再生一個寶寶就可以讓妻子忘卻喪子的哀傷。

在哀傷的道路上，他們倆的步伐不一樣，方向更不一樣，彼此的期待都不被滿足，都落空了。

兩年後，先生選擇離開了她。

她搬家、換工作，刻意選擇到另一個社區重新生活，彷彿不需要向鄰居、同事、親友提起有關自己過去生命的那些事情。

每一次回自己的老家，她都特地繞一個大圈走，就為了避免在菜市場和大街上見到父母的鄰居。她不要再向別人交代自己的生活到底過得好不好，她不想要再強顏歡笑，她不想活在別人的期待裡。

她把所有的壓力都推開，只剩下憂鬱和寂寞陪伴她。

然而，愈是無法走出哀傷，她愈是自責。

昇華哀傷，化為能量

說到這裡，她笑說過去的自己好傻！

我一面聽她分享，心裡一面疼惜她隱藏不說的壓抑。失去寶寶後，她無法回到過去規律的生活狀態；她不僅失去了孩子，那些原本可以掌控的生活，也相繼失去了。

這不是單一的失落，而是多重性的失落。旁人無法理解，這樣的悲傷不是說要走出來就能走出來，說要放下就能放下的。

「現在的你能夠坦蕩蕩地和我說出這些事，真的很了不起。」我說。

「不要勉強自己一定要和大家交代，因為每個人都有不同的步伐，也不要勉強自己一定要過得很好，縱使過得不好，也是被允許的。時間到了，自然就會走出來了。」她說。

我聽了，點頭微笑，感動滿滿。那是她用一生的失落體驗所得出來的一番智慧。

如今步入中年的她，最令人感動的是，選擇了在醫療行業裡持續協助那些正為生命煎熬的人們。她過去擁有的哀傷逐漸被轉化，而持續昇華。那是人生很美麗的畫面。

站在餐館大門口前，分道揚鑣之際，因為知道這一次的離別，又不知道何時可以再相見，於是，我鼓起勇氣對她說：「我可以給你一個擁抱嗎？」

她微笑地張開雙手。

我走上前去，給了她一個我最真誠的擁抱。我們互相擁抱了彼此至少十秒，我可以感受到我們擁抱的不只是彼此，還包括了過去那些曾讓我們很煎熬的哀傷。

哀傷在關愛的關注下，會逐漸被轉化。我堅信：人間的溫暖可以讓我們一同把哀傷化為愛的能量。為此，我們微笑了。

讓凝固的哀傷融化

大家都心疼一名僅有十二歲的女孩在失去母親之後，沒有任何管道抒發自己喪母的失落，一直任由滄桑歲月消磨著生命能量，就這樣活到四十幾歲……

不是所有的哀傷都能走出來。然而，我們可以讓凝固的哀傷融化。

有一位母親陪同她的成年女兒來參加工作坊，她希望女兒能夠透過這個工作坊有所成長。

沒想到，收穫最多的卻是她自己。

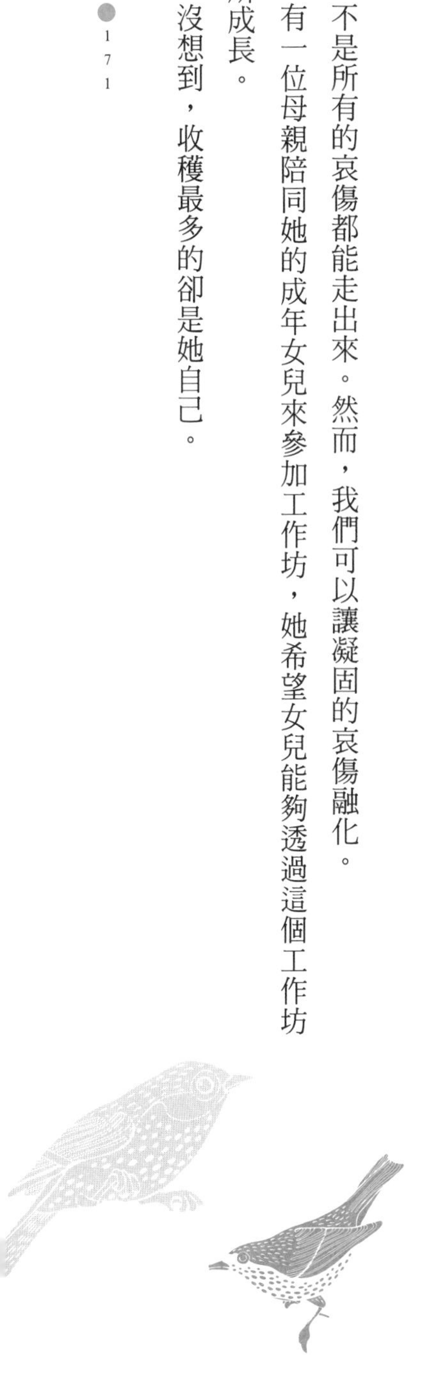

可以放懷大哭，真好

第一天，她安靜地坐在椅子上，選擇做一個沉默的學員。我記得她只對一位勇於揭露生命故事的女學員說：「我很羨慕你能夠放開來哭，很多人都做不到。」她的臉部是抽動的、說話是顫抖的、眼神是憂鬱的。

我們共聚長達八小時的第一天，除了那一句話，沉默是她選擇的語言。

我沒有鼓勵她多說話。畢竟，參加工作坊的第一步突破就是需要向別人表達自己內心的想法和感受。如果連這一關都闖不過的話，其他的事，我們勉強不來。我尊重每個人都有各自的成長步伐及成長方式。況且，她是陪女兒來的。

第二天早上十一點左右，我們決定要以我所喊的數字來雕塑及探討指定數字的原生家庭成員所帶來的互動。

我隨意喊：「四！」

就只有這位母親從椅子上跳了出來，站在團體中。我說：「沒辦法嘍。只有你的原生家庭是這麼小的。」

她當下笑得很開心。

我認真地看著她，這是一位稍微駝背的中年女士——身軀矮小、說話小聲、臉色黯淡。直覺告訴我：她的心理負擔已經到達她無法負荷的境況了，以致她無法自信地坐直及站直。

我不敢去揭開她內心的傷痛，因為我擔心她無法承受這麼大幅度開放所帶來的後果。

所以，我對她說：「不用擔心。我們做一個簡單的、輕鬆的探索，好嗎？」

她明白我的用意，稍微點頭，給了我一個真誠的微笑。

讓哀傷慢慢流出來

我和她一同站在團體中央。

我問：「你的家庭成員包括你，有四個。那是誰啊？」

「爸爸、媽媽、哥哥還有我。」

「好。請你從學員中選出『他們』（角色代表）來。」

她起初想要我替她選配角，我鼓勵她慢慢地從學員中選出適當人選來扮演她的家人。

我提醒她這個空間是屬於她的，可以由她來決定、參與。

她很認真地看著所有的學員們一遍後，選出了四位學員，去扮演她的爸爸、媽媽、哥哥，還有扮演她自己。

被選出來的四位家庭成員各自站在教室的四個角落。直覺告訴我，我們什麼都不用擺，因為他們自然的站姿，已說出了她心中對這個家的看法。

接下來，聽著她娓娓道出一句又一句的童年，我的心一步步，跟著沉重下去了。

十二歲的她，媽媽因病去世。十五歲的她，爸爸因工作緣故，要離鄉背井。爸媽倆不多話，哥哥和她也不多話。她說媽媽去世時，沒有人告訴她發生了什麼事，也沒有人讓她參與葬禮的過程，更沒有人陪伴她。

她心中的憂傷打從十二歲開始，就在內心深處無從釋懷，形成一種被迫凝固的哀傷。

如今四十多歲的她，娓娓述說著過去的經歷時，手部、臉部還是會抽動。她嘗試慢慢地，讓自己的眼淚流下。

我對她說：「你很棒。我們可以慢慢來。」

哀傷凝固，需特別融化

感覺對了，我邀請她開始雕塑：「我們看一看你的家庭，好嗎？我想改一改一些站姿，可以嗎？」

「嗯，可以。」

我腦海裡出現的畫面是：媽媽睡在一個角落的地板上，爸爸往門口處觀望，哥哥站在另一個角落，面向周邊，而只有她（扮演當事人的女學員）站在中央，孤單地望著自己的家。

我希望她能夠看到當初的她，面對的是三重失落的心情。媽媽去世的當兒，她也沒有了爸爸和哥哥了。生離死別，在同一時間，在這舞台裡發生著。

我也瞭解她目前最需要去處理那些多年心中凝固的悲慟，不然她的哀傷會在女兒生命中出現。

所以我先整理了她已逝媽媽的位置。當我請扮演媽媽的學員躺在地板上時，我問她：「請問蓋在媽媽身上的布是什麼顏色的？」

「黑色的。」

我指著桌上的一堆布料對她說：「你可以從這裡頭選出黑色的布，你可以走過去用黑布蓋著媽媽的身體。」

拿著黑布的她走到媽媽的身邊，突然很大聲地說：「我不要！」再一句大聲喊道：「我不要！」

她趕緊走回原位，站在我旁邊大聲重複：「我不要！我不要！我不要！」

我連忙回應：「好。你不要。你不要。你不要。」

手裡抓住黑色的布，看著已經去世的媽媽，不到兩秒，她整個人跪在地上痛哭。我連忙和她一同跪在地上。

稍長的頭髮掩蓋著她整個朝向地上的頭部，她吶喊的聲音透過每一根髮絲傳出來：「媽媽，你不要走！」

一句句嘶喊出來的話語，充斥在我們的團體空間，學員不禁隨之流下眼淚。大家都心疼一名僅有十二歲的女孩在失去母親之後，沒有任何管道抒發自己喪母的失落，一直任由滄桑歲月消磨著生命能量，就這樣活到四十幾歲。

當年要說的話，卻需要延後三十幾年，才有平台讓她毫無保留地吶喊出心中對喪母的失落。

我安靜地讓那些想被釋放的吶喊和眼淚爭先恐後跳躍於當下。

我放下自己原本的計畫，揮手示意扮演爸爸、哥哥和當事人的學員們都坐回原位。留下扮演媽媽的女學員依然躺在地上。我知道這一次的工作，我只需要處理她對媽媽去世的失落。

跪在地上、頭部朝下的她持續痛哭。哭到無聲時，則不停地咳嗽。我鼓勵她把說不出的聲音咳出來。我示範給她聽我如何咳嗽，她很願意、也很放心地跟隨我的建議去做。

當她口渴時，我就遞一杯白開水給她喝。當她要擤鼻涕時，我就遞上一張又一張的紙巾給她。我也準備了一個塑膠袋，如果她想要嘔吐，可隨時派上用場。

凝固的哀傷融化時，需要安靜的陪伴。

三代悲傷，連結而流通

她願意如此開放地哭喊，我替她感到欣慰。治療過程並不是所有時刻都是如此緊湊、有情節、有對白，尤其是在當事人的情緒釋放的過程裡，需要我們很多耐心的陪伴，以及寬厚的允許。

跪在地上半小時後，她對我說：「我的手腳麻痺。」是時候請她慢慢移動身體，坐在地上。

一同坐在地上的我問她：「你還有什麼話要對媽媽說嗎？」

她凝視著躺在地上的媽媽，繼續哭。我和學員們再用了十分鐘左右和她一同經歷喪母的傷痛。

持續陪著她的時候，有那麼一剎那，我發現她的哭聲和臉部表情變得不太一樣。之前的哭聲和說話方式都像是一個十二歲的女孩，但變化的那一剎那，我看到的，是一個成年人的神情。

我邀請她：「我覺得現在你的哭泣跟剛才不一樣。你願意告訴我你的內心裡頭現在發生了什麼嗎？」

她輕聲說：「媽媽沒有給我愛，所以我現在也沒有愛給我的女兒。我不知道怎麼照顧我的女兒。」

她現在流下的眼淚是對女兒的虧欠。

我聽清楚之後，回頭看一看坐在椅子上的女兒。那是另外一位很安靜的女生，這兩天也是安靜地坐在圈內。女生知道我看著她，給了我一個「不要」的手勢，然後她轉過身，哭泣地和自己的哀傷在一起。

我對女兒說：「謝謝你，謝謝你這麼有耐心地允許媽媽哭泣。媽媽心中有太多的悲傷，她不曉得如何處理。謝謝你依然在這裡。」

這一刻，三代母女情的悲傷連結在一起，持續流通。我提醒女兒要深呼吸，然後示意另一位學員輕輕把手放在女兒的肩膀，不用給她紙巾，也不用給她安慰，讓她在這個時空經歷她本身的悲傷與失落。

我猜，她心中的悲傷和媽媽的是同等重量的。

惶恐並未褪色

我回到當事人的身上，看到她的心情稍微平復下來。我建議她把手中的黑布丟掉，然後用不同顏色的布蓋上已逝的媽媽。

她拒絕我的建議：「我不要走過去！」

我頓時停了一下，不曉得如何接下去。

我深呼吸，閉上眼睛，回到心中找一找真實的聲音，我聽到自己的聲音告訴我：「她害怕死亡。」

睜開眼睛的我看著她：「可不可以告訴我為什麼你不要走過去靠近媽媽？」

她大聲說：「我害怕！」

是的，成年人和孩童面對的悲傷，有著不一樣的程度與過程。小孩對喪親除了悲傷的感覺之外，他們對死亡的不認識難免會添加恐懼。不管她現在年齡已有多大，她當初卡著的感覺還是真實的。她對喪母的悲傷與害怕一直隱藏在心中多年，不曾好好被處理。所以，現在害怕的感覺也一同浮現了。

一方面，她很為媽媽的去世傷心，另一方面卻又十分害怕媽媽的屍體。

她依然搖頭，站起來，退後幾步：「我不要走過去！」

「告訴我為什麼你不要走過去靠近媽媽？」

來。

「我害怕！」她退後幾步：「我不要走過去！」

我吩咐她不要看著媽媽的身體，轉身背向媽媽。我邀請她把對死亡的害怕說出

「沒有人告訴我！沒有人陪著我！我害怕！」她心中的吶喊，我聽得很清楚。

我請她坐回椅子上，面對著躺在地上的媽媽。等她的情緒稍微緩和之後，我問她：「你今年幾歲？」

「四十五歲。」

「當年媽媽去世的時候，你幾歲？」

「十二歲。」

當初她身旁的長輩都不讓她參與討論母親的病情及死亡，她只能往內壓抑這些害怕的情緒。這樣的她長大後，試問要如何去教育下一代？如何給孩子一個溫馨的家庭？

當我們的文化不讓孩童參與家屬死亡的過程時，它不但影響了孩童的生命，也影響了往後子孫的生命。

惶恐，其實不大

「嗯。這麼多年來，你就是獨自承受這些悲傷與害怕的？」

她哭著點頭：「我沒有人可以說。」

「如果我邀請你在這裡做一件事情，可以嗎？」

她看著我。

「待會兒，我想和你在媽媽附近繞一圈，讓我們一同走過去，好嗎？」

她點頭。

我吩咐她記得要深呼吸，因為要越過多年壓抑的恐懼不是那麼容易的事。

「當你準備好了，就讓我知道，讓我們一起越過那個恐懼。」

點頭的她深呼吸後，站了起來。我隨她一起站起來，和她一同慢慢地往前走。

要繞行媽媽的屍體一圈，並非易事。雖然我們看到的只是一個扮演媽媽的女士躺在地上的畫面，可是對她而言，她是帶著當初十二歲喪母的眼光和心情來看躺在棺木裡的那個媽媽的。當初的情感一碰觸，所有類比的畫面都變得真實了。

她一步步地往前走。走近媽媽時，她的雙手緊緊地抓著我的左手。

「很好，把我的手抓緊一些。你需要力量！很好！你做得很好！」

她每走一步，都在哭泣、顫抖，在她身旁的我不斷地鼓勵她深呼吸。

最後，我們站在媽媽跟前，她轉過頭，用很恐慌的眼神看著我，然後突然腿軟，她幾乎要跌在地上。我趕緊用力地扶起她，在這個時候，我不選擇陪伴，而選擇引導。

「不要害怕。」我繼續對她說：「不要害怕。往前走。我們不要在這裡坐下，讓我們回到椅子坐下。沒事的。記得深呼吸。」

圈外的學員們看到這狀況，替她緊張又心疼。當我們完整地繞過媽媽一圈後，回到原位，她那緊抓我的雙手逐漸鬆開。我立即給予稱讚：「很好。你的手不再緊抓住我。」

當我們一同坐下時，她用了很困惑的眼神看著我。

「你現在心裡怎麼了？」

「我不害怕了。」她用很平靜的心重複：「我不害怕了！」

我開玩笑地伸展了自己的十根指頭：「MAGIC！」

大家都笑開來了，有些學員甚至忍不住鼓掌。

恐懼是一隻會噴火傷人的恐龍，你要是願意鼓起勇氣向它踏前一步，它會逐漸變小。而持續前進的你一旦成功越過恐懼，你會發現恐懼只是一個恐龍玩具而已。

我要親媽媽

從她的眼神裡，我知道「害怕」走了，可是那「悲傷」依然停駐。

「你還有什麼話要對媽媽說的嗎？」

她想一想：「我愛她！」

埋藏三十多年的一句話，撥開恐懼之後，可以說了。

「你對媽媽直接說，好嗎？」

坐在椅子上的她大聲地對著躺在地上的媽媽說：「媽媽，我愛你！」

「你認為遠方的媽媽聽得到嗎？」

她說：「聽得到。」

「你猜她會怎樣回應你？」

「她會對我說她也很愛我。」

她的回應讓許多周邊的學員們都流下了感動的眼淚。

「還有什麼事情是我還可以為你做的嗎？」

「我可以親我的媽媽嗎？」

我沒有預期她會做出如此要求，我先詢問那位躺在地上扮演媽媽的女士：「如果你同意的話，請你點頭。如果你拒絕的話，請你搖頭。」

我還沒有把話說完，扮演媽媽的女士已經不斷地點頭。閉上眼睛，流著淚。

「好。這一次，我就不陪你一同過去了。你準備好之後，自己走過去親吻媽媽。當你完成後，你再慢慢走回來，好嗎？」

我要確認她自己有能力面對媽媽的死亡所帶來的懼怕，我也要提供安靜的空間，讓她和她的媽媽有相處的空間。

我的話一說完，她一面哭，一面往媽媽的方向走了過去。

她蹲下來，很認真地看著媽媽。慢慢地，她給了媽媽一個親吻。完成後，她繼續很認真地看著媽媽。

然後，她站起來。準備走回座位時，我提醒她：「不要忘記和媽媽說再見喔！」

對於離別，我們讓孩子說出他們對父母的愛之外，另一個任務就是讓他們能夠親自和父母說再見。

她轉身，再次坐在地上，趴在媽媽身上，雙手抱住媽媽的身體，把自己的頭埋進媽媽的懷抱裡，放聲大哭良久。她用自己的方式和媽媽說不捨，雖不想說再見，總得再見。我們唯有安靜地陪伴她，還有陪伴她那多年不被看見的悲傷。

每一個孩子都需要媽媽的愛。當母親走了，愛的泉源也消失了。

一個在沒有母愛的環境之下長大的女性，又如何懂得把內心稀少的愛送給她的女兒呢？所以能夠和媽媽再次連結，是需要的，也是重要的。

我看到她慢慢地站了起來。走幾步，再回頭望一望母親。直到她走向自己的座位，坐在我旁邊。

「我們要結束了。你現在心情怎樣？」

臉頰紅潤的她說：「心情很舒服。」

「我記得你第一天對其中一位女學員說你很羡慕她能夠放開來哭。你放開來哭之後，現在的感覺是……？」

「心情很平靜。」

媽媽已給了愛與祝福

我邀請：「再多做一件事情好嗎？」

她點頭。我用食指繞了全體學員一圈：「讓我們去找同學們索取祝福，希望他們能夠祝福你。」

長年累月壓抑悲慟的生命需要我們大量的祝福。

站在每位學員面前，我鼓勵她不要駝背，身體挺直。她對每位學員說：「我希望你能夠祝福我，以及祝福我的女兒。」她做得很好，許多同學們都不吝嗇地給予祝福。

她陸續和大家握手、擁抱。有些學員因她的真誠開放而深深哭泣，她甚至還有能量給予別人祝福。最後一個學員，我安排的，是她的親生女兒。

她閉上眼睛深擁著女兒，我發現女兒不曉得要把雙手放在哪裡，她讓雙手懸在空中。

直覺告訴我，女兒不那麼想太靠近那一刻的媽媽，她或許愛媽媽，可是不知道如何找到自己和媽媽舒服的關係位置。

我無法勉強女兒一定要和媽媽相擁。畢竟，她內心裡頭的哀傷，媽媽種下了許多。

我對著閉上眼睛的女士說：「你要記得，去世的媽媽給你的愛是足夠的，你不需要從你的女兒身上討愛。如果你想要讓你的女兒擁有一個更美好的生命，你要把媽媽給你的愛傳下去。你唯有繼續把你心中的愛傳下去，你才能走過你心中的哀傷。那麼你就釋放了你的女兒，你的女兒才能夠擁有自己去尋找快樂的能力，因為她值得擁有快樂。」

她一面點頭，一面把女兒抱得緊緊的。女兒流下的眼淚並不遜於媽媽流下的。我們就在散發一大串祝福之下結束此工作。

穿越悲傷，找回愛

謝謝這位女士的真誠開放，讓我看到悲傷卡住時，生命無法長大。唯有越過去，才能找回愛的能量。

謝謝她女兒的接納以及寬容，允許媽媽在當下經歷自己多年喪母的失落與悲慟，而安靜地坐在現場目睹整個過程，希望她收藏多年的哀傷也一同被釋放了。

謝謝那位扮演媽媽的女學員，躺在地上的她讓眼淚不停地流下。

謝謝坐在周邊的同學們的允許，全程投入在此過程中。

讓凝固的哀傷融化。

爸爸盡力了

你生命的能量，有一大半是他給你的。如果你否定他、拒絕他，你生命的能量將會丟失一大半……

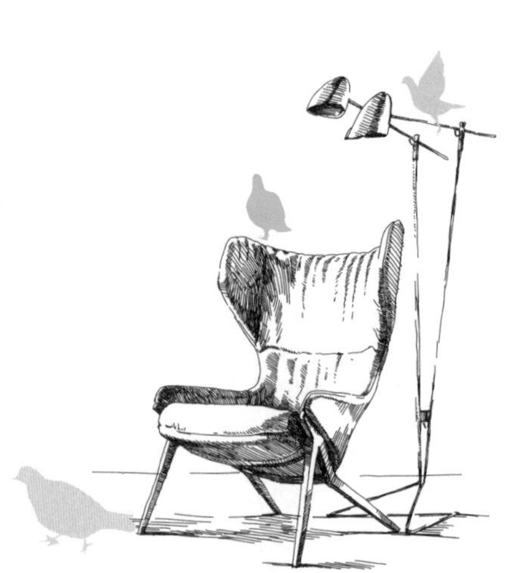

「爸，你愛我嗎？」

這是她跪下，凝視著那躺在地上、穿著白色衣服的「爸爸」（學員扮演），說出的第一句開場白。

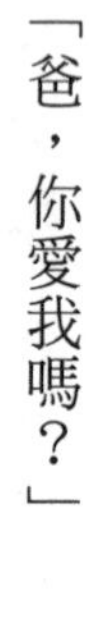

我看著她輕聲地複述著：「爸，你愛我嗎？」

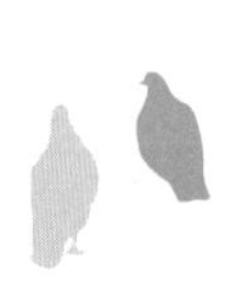

五年前的她，帶著滿心虧欠、無助地看著爸爸因腦瘤昏迷而離開人間。今天我們把當初的情境帶到現場，我和她一同蹲在扮演爸爸的男學員旁邊，重新經歷那已離去的父親所帶來的失落。我願意陪著她走一段喪父的道路，就在家庭重塑工作坊裡，我們開始了。

原來是痛，是愛！

自她懂事以來，媽媽就扛起了爸爸的角色，一手經營家裡的大小事務。很小的她心裡有個困惑：「為何是媽媽忙著打理這一切？為何爸爸讓媽媽這麼辛苦？」

這困惑讓她從小就懷疑爸爸、埋怨爸爸的不務正業。小小的她在內心裡有了一個決定：她選擇讓自己完全屬於媽媽，替一手撐起家庭的媽媽打抱不平。保護媽媽的同時，她瞧不起爸爸。

十年前，爸爸開始振作，從事直銷行業，希望把這個家扛起來。可惜不久後，爸爸中風，行動不便。五年前，卻因腦瘤，離開人間。

她的內心突然發現，爸爸不是一個不負責任的爸爸。她察覺自己和爸爸的關係之間留有許許多多未完成的事情，頓時發現在記憶庫裡，她和爸爸之間沒有留下很多父女的回憶。她想愛爸爸，可惜，爸爸不在了。

爸爸的生命結束了，卻才是連結父女關係的開始。

如今，她希望爸爸擁抱她，可惜，爸爸不在了，剩下的，都是未了的遺憾。

「爸，你愛我嗎？」

「爸，你還好嗎？」

她在我們團體裡重複了這兩句話。

她對父親（由學員扮演）說：「當初我很希望你死，我以為你死了之後，問題就解決了。可是，不是這樣的。」

我複述：「嗯，你以為他死了之後，問題就解決了。」

「可是，不是這樣的。」

我們進行得很慢，我允許她緩慢地把心中的話語說出來。

她一面流淚一面說：「他是一個媽媽不喜歡的男人。我以前也這麼認為。可是，不是這樣的。」

「你現在發現其實你和媽媽的想法並不是一樣的。你是可以和媽媽有不一樣的想法的，你不需要和媽媽的想法一樣。」

「爸爸，爸爸……」她看著躺在那兒，閉上雙眼的爸爸。

扮演爸爸的男學員不吭聲，就是躺在那兒，一動也不動。

「他走了。他走了。他真的走了！」

她從輕聲細語到大聲狂哭，我看到她深層的心靈需要釋放多年來不曾釋放對失去爸爸的哀傷，那哭聲充塞著許多遺憾。

我只能坐在一旁，讓她用自己的方式放聲大哭。不遞上任何紙巾給她，因為她之前就說過她想要大哭一場。那哭聲不屬於一個三十幾歲的女性，那是一個小女孩失去父親的嚎哭！裡頭有許多需要釋放的喪父之慟與萬分不捨！

爸爸，對不起！

哀傷需要我們去經歷，並非我們努力想要忘記就可以忘記的。壓抑的哀傷會在有意無意間釋放出會擊潰心靈的毒素。它時而會傷害我們的心靈，時而會破壞我們和其他摯愛者的關係。

當我們愈是壓抑哀傷時，我們會製造出愈多心靈的毒素。因此，哀傷需要我們重新去經歷，哪怕我們已經遺忘它，或者壓抑它多年。

眼前雙眸明淨的她，不斷地流下悲慟的眼淚，雙拳緊緊握住，低頭，不斷地吶喊，用她的哭聲吶喊，我心裡清楚知道那吶喊聲充滿自責，眼淚滿是虧欠。

當初為何看不到爸爸的好？當初為何看不到爸爸的存在？當初為何一直執著、憎恨爸爸？為什麼？當初為何就是無法好好地愛爸爸？為什麼？為什麼?!

太多的為什麼，留下了一生中再也無法得到答案的遺憾。

「他不在了！」

她抬頭看著我，再次告訴我：「他真的不在了。」

深受觸動的我看著流淚的她，重述道：「是的，他去世了。他走了。他不在了。」

我邀請她：「對他多說一些話吧！」

「爸爸，對不起！爸爸，對不起！」

我真欣賞她當下願意說出內心這麼深層的話語。

給他一個愛他的位置

我讓體驗進行得再慢一點，我知道能夠和已逝多年的爸爸再次說話，是很難得的機會。

她告訴我：「他沒有我想像中那麼懶惰，也不是我認為的無能。」

她看著爸爸：「我現在擁有的，很多部分都是你給的，我謝謝你。」

她繼續說：「我肯定你在家庭的付出，我謝謝你。」

她還說：「我知道你雖然無法滿足媽媽的要求，不過，我看到你盡力了！你盡力了，爸爸。」

她流下了真誠的眼淚，花了挺久的時間，才說出了心裡隱藏已久的話語。雖然只有幾句，可是我知道，她盡力了。從當初的不與父親對話，到說出感謝、寬恕及肯定的話，這一點都不容易。

當她說到：「爸爸，你盡力了。」

我忍不住點頭說：「你很棒！」

我簡述：「我聽到你肯定爸爸、感謝爸爸、諒解爸爸。你很棒。」

我再說：「你愈能尊敬他，你才愈能尊敬自己。當你給他一個愛他的位置時，你才能給一個愛自己的位置，因為你生命的能量，有一大半是他給你的。如果你否定他、拒絕他，你生命的能量將會丟失一大半。」

原諒自己

不知道是因為聽進了我的話，還是想要和爸爸有更深的連接，她突然哭著要求：「我想要爸爸抱著我。」

我知道我可以隨時吩咐躺在地上扮演爸爸的男學員坐起來，讓她睡在他的懷抱裡，讓她得到父親的擁抱。我知道我們的工作坊可以創造所有一切不曾在現實生活中發生的事情。

可是，我的念頭閃過：「我要協助她重獲爸爸的愛，還是要協助她接受爸爸已經離去的事實？」

我選擇後者。

看著啜泣的她，我說：「你知道我們隨時可以如此做。可是，我鼓勵你不要如此做。那是不真實的。屬於你真正的爸爸，他去世了。」

她哭著說：「是的，那很假。爸爸去世時是很安詳的，就像他現在躺在這裡微笑一樣，很像！很像！」

「看到爸爸帶著這樣的微笑去世，你的想法是……？」

「他放得下。他對我們很放心。他願意原諒我。」

「很好。爸爸安詳地去世，他放下了，也願意原諒你。那你原諒了自己嗎？你能否原諒自己？」

遺憾的心事，需要不同層次的寬恕。從「要求父親寬恕」到「寬恕父親」，我想帶她體驗「寬恕自己」。所以我問了這一句：「你能否原諒自己？」

她沒有回應我。我知道她現在無法和自己連接，完全無法對自己有任何感覺。我允許，也瞭解。我需要允許她無法如此快速地從寬恕爸爸跳到寬恕自己的狀況。我也不鼓吹用這麼速成的方式去完成人生的功課。

因為穿越，所以堅韌

在心靈的道路上，走得愈慢才愈能感受自己內心真正的掙扎；而愈是允許自己經歷內心的掙扎，一個人才愈是有成長的可能性。

書面知識的終極答案或標籤，就像ＯＫ繃一樣，只能遮掩傷口，無法療癒內心的傷口。唯有自己一邊走，一邊掙扎，心靈才會逐漸茁壯、堅韌。

我看著她，給她一個微笑。她也回我一個微笑。我知道她很用心地在經歷她的生命。

我問她：「你還有沒有什麼話要對爸爸說的？」

「沒有了。」

「那，你知道我接下來要做什麼嗎？」

「鞠躬？」

「是的，鞠躬。你願不願意在這裡給爸爸一個鞠躬，向他默念你做的一個嶄新的選擇：你愛他、肯定他、原諒他，也懇求他給你的原諒。」

她站了起來，我也隨她而立。我看著她很用心緩慢地彎著腰，向著躺在地上的爸爸鞠躬。彎腰時，我依然聽到她在啜泣的聲音。

挺直腰後，她含糊地對我說：「——」

我聽不清楚，再問一次：「你說什麼？」

她稍微放大聲量，重複道：「他值得。」

我聽懂了，她的爸爸值得她給他一個大幅度的鞠躬。

我邀請她：「你要不要再多做一次鞠躬給爸爸？」

她當然樂意再給父親一次更大幅度的鞠躬。我知道她能夠走過喪父失落的道路之後，她就可以好好地，繼續活著。

原因無他，因為她值得擁有美好的生活。就像她的父親，一樣值得擁有她的鞠躬。

但願她的爸爸在天上能夠看到他擁有一個如此用心成長的女兒，能夠讀到她對他的思念，也能夠祝福他的女兒。

祝福這位喪父的女兒：爸爸永遠愛著她。

謝謝你照顧我的爸爸

媽，我們是三個不同的生命個體，我需要尊敬我們三人不同的命運……

三十多歲的她前來參加家庭重塑工作坊。在眾多學員面前，她說她很恨她的後母，她內心充滿憤怒。

她找了三位學員各自扮演去世多年的母親、年邁的父親，還有那尖酸刻薄的後母。我和她一同雕塑她的原生家庭，這三個她生命裡很重要的人物。

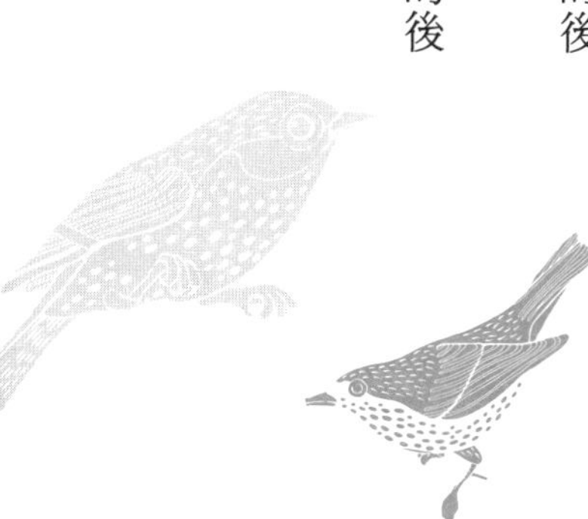

三人界限本應清楚

她首先吩咐扮演父親的男學員跪在地上、低著頭。她要扮演後母的女學員站在椅子上，用雙手指著不敢反抗的父親。然後她把扮演媽媽的女學員放在教室遠遠的角落，吩咐母親面向父親和後母。

當她展現給我看她內心的原生家庭畫面時，我問：「在這三人的關係裡，你把自己放在哪裡？」

她很認真地看著這三個家人，卻不知道自己該站在哪裡。

走了一圈之後，她選了一個站在母親旁邊的位置，雙眼鎖在父親和後母那段不平衡的婚姻關係上，一動不動。

那一刻，她的眼神裡，沒有了之前旺火般的憤怒，只有滿滿的哀愁，藉由眼淚與鼻涕，爭先恐後流露出來。

我問她：「你在代替你的媽媽哀傷？」

不斷流淚的她拚命點頭。

我繼續問：「為什麼？」

「因為我的爸爸不該被後母責罵。」

我說出她心裡的話：「如果媽媽還健在，這一切就不會發生了。」

她的眼淚流得更凶。

當年年僅十二歲的她失去了母親時，無人陪伴她走過那喪母的哀傷，結果深層哀傷全轉化成她對後母的怒罵，導致她從小和後母的關係既僵硬又分裂。

我讓她在團體裡對著那扮演母親的學員對話長達一小時，讓她說出當初無法表達的哀傷。

最後，她對母親說：「爸爸是個成年人，不需要我這大女兒來保護他。你去世後，他的生命自有老天爺的安排。爸爸是爸爸，你是你，我是我。媽，我們是三個不同的生命個體，我需要尊敬我們三人不同的命運。」

我忍不住在旁讚嘆：「真棒的一段話！」

心地柔軟時

完成她的家庭雕塑之後，隔天她缺席了。起初我還有些擔心，第三天她又回到團體，出席我們最後一天的工作坊。

她對我們說：「第一晚完成家庭雕塑後，我獨自開車回家鄉，迫不及待地想要回去和父親及後母談話。昨天下午離開家鄉時，我給父親擁抱，也給後母擁抱。我對後母說：『謝謝你照顧我的爸爸。』我的後母居然含淚對我說：『有空多回來。』」

她帶著笑說完這段話時，我們和她一同流下感動的淚。是的，唯有心地柔軟的人，能擁有這些真善美。

即便家人沒有善終，或彼此的關係沒有善別，我們還是值得擁有善生。只要心地足夠柔軟，我們便值得擁有一切美好。

哀傷需要堅韌的心

喪親時，請別低估我們面對困境的韌性。連小孩都能說出讓大人放心、支持的話來，試問，成年人怎麼可以不繼續往前走？

她是來自他國的華僑，為了嫁給她的丈夫，一個人飄洋過海來到新加坡。八年後的今天，丈夫不幸患上末期肝癌。

他們有三個小男孩，分別是七歲、五歲及兩歲。每次我為他們提供居家關懷服務時，她的丈夫都不在擔心自己生理的疼痛及症狀問題，而是擔憂他去世後，太太

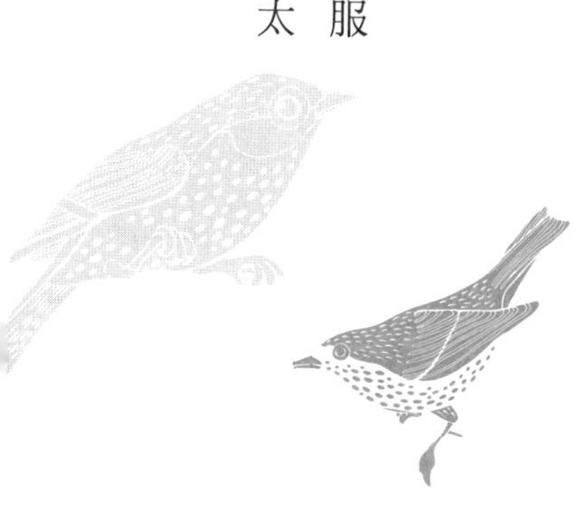

要如何照顧三個小孩。

這名女性在喪夫後得要撐起經濟支柱的負擔，還要扛起教養孩子的責任，必須擔任爸爸和媽媽的雙重角色，將是一根蠟燭兩頭燒，是作為丈夫的患者最大的擔心。

淡定面對

一般女性若面對上述狀況，都難免會比較焦慮。

然而眼前的這名家庭主婦，教育背景雖然僅有小學程度，卻沒有預料中應有的更大無助與焦慮。

她不但無微不至地照顧丈夫，也承諾丈夫她以後會全心全意地養育孩子。

她每次流下眼淚後，就告訴我和護士：「我沒有問題，你們不用擔心我。」我打從心底欽佩她在面對最困苦的狀態下，還能如此冷靜地面對這一切。

她的丈夫罹癌不到三個月就離開人間。

在辦喪事時，三個孩子還很幼小，不知道死亡是什麼，所以一直繞著爸爸躺著的棺木玩耍，而且不時發出笑聲。

祖父忍不住大聲叱罵他們，三個孩子連忙躲在母親身後。她不但不生氣三個小孩，還安慰孩子說：「不要玩了，上樓睡覺。」

在現場親睹這幕情景的我，心裡不禁更欽佩這名婦人應對壓力的能力與智慧，以及她比一般女性更大的包容力。

喪親的兒童不若成人能一直處於哀傷之中，他們的專注力比成年人來得低。這名婦人沒有責怪孩子，我認為她的處理方式非常適切。

我們在一起

出殯後的第一個星期，我親自拜訪她和孩子，主動建議她申請新加坡政府給予單親媽媽的津貼資助。她婉拒我的好意，只提出一個要求：「請你幫忙我申請托兒所服務，我打算去工作，讓孩子留在托兒所，有大人照顧他們。」

我問：「孩子同意嗎？」

她和我分享前一晚她和孩子們的對話。

夜晚時分，七歲的大兒子在睡房裡問她：「媽，你會再嫁給其他『爸爸』嗎？你會不會不要我們？」

她很意外大兒子會提出如此疑問，但委實答道：「媽媽會永遠和你們住在一起，媽媽會照顧你們直到你們長大。只是這時候，你們大家要聽話一些，因為我們已經沒有好日子過了。爸爸去世後，媽媽要出去工作。媽媽不會再嫁給其他『爸爸』，媽媽會和你們住在一起，永遠住在一起。」

五歲的二兒子告訴她：「媽，你出去工作啦！我自己洗澡、自己吃飯、自己照顧自己。」

母親格外感動及感觸，各別給了兩個兒子深深的擁抱。

兩歲的老三牙牙學語，雖然不懂事，不過看到母親和哥哥們擁抱在一起，笑容特別甜。

那一夜，這名母親和三個孩子同睡在一張床上。

說到這裡，她很欣慰地說：「我那兩個孩子，一夜之間，突然長大了……如果我的老公能夠聽到兒子的想法，他就安心了。」

聽到這裡，我心裡異常感動。喪親時，請別低估我們面對困境的韌性。連小孩都能說出讓大人放心、支持的話來，試問，成年人怎麼可以不繼續往前走？

看到她用如此堅定的眼神做出這些分享，我心裡更相信：她可以走過這個困境。

但願他們一家人好好活下去，也希望她的丈夫能在天上繼續把祝福送給這名太太和三個孩子。

謝謝這位年輕媽媽的生命示範：哀傷需要堅韌的心來走過。

唯有愛可以療癒這一切

這麼年幼的孩子，就要去學習如何應對一個「只講錢，不講情」的世界，我們的社會給了這些弱勢的孩子一個怎樣的生活環境？

有位患有末期癌症的男病人，因無法忍受身心煎熬，加上不想再增添妻子的經濟負擔，他在深夜裡跳樓自殺。

離開人間的他留下了一名年幼的兒子，還有妻子需要面對的排山倒海的錯愕、憤怒與哀痛！

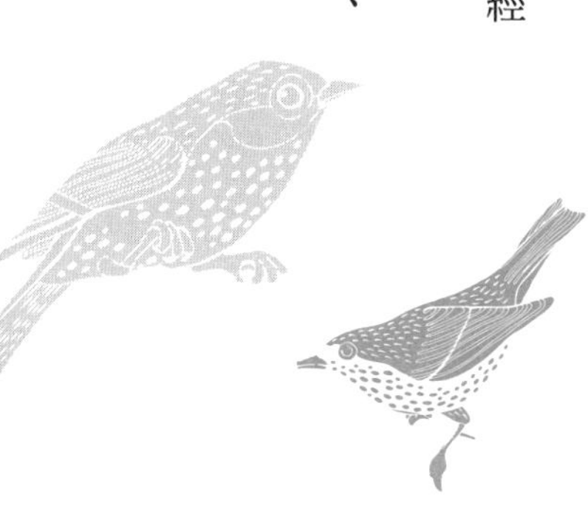

將近八萬新幣的手術費及住院費，憑他妻子的經濟能力，恐怕無法在短時間內清還。我致電邀請她前往安寧療護中心一趟，以便和她商議債務解決之道。

財力上的陪伴

剛喪夫一個月的那個早上，她坐在我的對面，滿頭的白髮讓她看起來比實際年齡蒼老許多。

僅有三十歲的她坦言，自丈夫去世後，她失眠、沒有胃口進食，一個月內頻頻生病，暴瘦了十五公斤。為了省錢，全家人每天只吃一餐飯。

作為醫療社工的我坦誠對她說：「我們中心從未發生過不用清還債務的例子，可是，我想破例幫你，但你先要幫助我。我要你毫無保留地讓我瞭解你的經濟狀況。」

隔天，她扛了一箱文件給我，拿著一份又一份的檔案，很詳細地向我解釋。我當晚花了一整夜時間，在我辦公室地毯上攤開所有檔案，希望能想盡辦法呈報此案件，說服安寧療護中心的上層，通融這名婦女。

我一改以往書寫社工報告的風格，寫了一份將近五頁的報告，實質上，它不是一份社工報告，而是一份財務報告。前四頁，我清楚地寫出了這個家庭的經濟狀況，還有這位婦人的經濟壓力。

最後一頁，我說：「有鑑於此，尤太太（匿名）根本無法有任何能力還清八萬新幣的債務。如果我們堅持要她清還的話，我有兩份擔心。

「第一：尤太太如何有能力繼續扮演母親的角色？她能否度過這份喪夫的創傷，同時面對如此龐大的債務？走投無路的她是否也會帶著孩子一同了斷生命？

「第二：這名年幼的兒子長大後要面對雙重壓力。他還來不及認識對父親自盡所帶來的撞擊，就要在生活上持續面對抬不起頭生活的母親所帶來的焦慮。這麼年幼的孩子，就要去學習如何應對一個『只講錢，不講情』的世界，我們的社會給了這些弱勢的孩子一個怎樣的生活環境？」

最後，我斗膽下筆：「我懇請中心不再追討一切債務，好讓這一家人可以度過這個難關。這是一個生命很難熬過的關卡，我們社工部門會繼續跟進，陪伴這一家人走過喪親的悲傷。」

我的社工報告寄出去後，造成迴響，也引起抨擊。大家都議論著，好奇最終的答案會是什麼。

兩個星期後，安寧療護中心理事會的會議中，在只有一人反對的情況下，大家投票通過的結果是：「由中心承擔費用，尤太太無須清還債務。社工部門繼續跟進，陪伴母親和兒子面對失去病人的哀傷。」

隔天早上，我在電話中知悉這個消息，整個人從椅子上跳了起來！奇蹟出現了……

我連忙致電尤太太，把事情的來龍去脈轉告她，並告訴她理事會決定不再向她追討醫療費用的好消息。她在電話那頭愣了幾秒後才問我：「真的嗎？」

「是的。一分錢都不用付。」我說。

她沉默幾秒後哽咽說：「謝謝你，以量。謝謝你。」

「不用客氣。這是我的榮幸。下個星期，安寧療護中心會寄出一封公函給你。」我繼續說：「後天就是耶誕節了，希望這是你今年收到最溫暖的一份聖誕禮物。我們全體員工祝你和孩子耶誕節快樂。請好好地活下去，好好照顧孩子。耶誕節要快樂。」

掛上電話前，我還是聽到她不斷地說：「謝謝你，以量。」

我喜歡耶誕節，這是一個給予愛及接受愛的節日。它總是提醒我們彼此要給予關懷，畢竟關懷是我們社會最需要的能量。但願我們心中有愛，能夠付出愛；心中無礙，能夠接受愛。

而我，始終如一，相信這人間有愛。

我要是無法堅持，恐怕便永遠不知道，社群所展現的愛，其實也是其中一種能療癒哀傷的力量。

也唯有愛，可以療癒這一切。

耶誕節快樂

當他要禮物的時候，難免會想起父親。他向家人表達了這份渴望。但是媽媽不願意買，哥哥、姊姊也都不願意買給他……

今天是耶誕節。

大清早六點正，鬧鐘鈴聲準時催醒了我。

漱洗之後，我搭計程車，前往小男孩家。

計程車在新加坡的國宅樓下停下，我步上二樓之後，脫下拖鞋，不發出任何腳

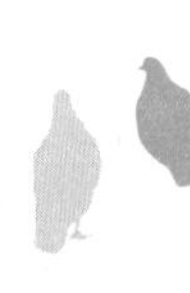
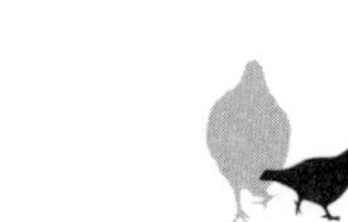
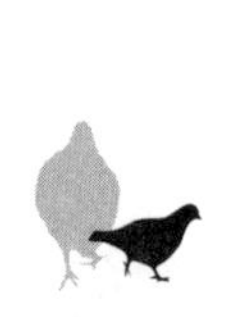

步聲，繼續往小男孩的家門口走去。

蹲在小男孩的家門前，我放下禮物。那是一份用紅色禮物紙包裹的禮物，上面寫著：「小俊（匿名），耶誕節快樂。」

在街邊等著計程車準備回家之際，我看一看腕錶，剛好是早上七點正。

禮物，愛的連結

十二月初，小俊的父親住進了安寧療護中心進行療養。

有一天，小俊站在病房門口前不斷哭泣。病房裡，除了他，便只有躺在病床上奄奄一息的父親。

他大聲哭嚷著：「我是他的兒子，為什麼醫生不和我說話？Talk to me!（和我說話！）」

當時，醫生和另外一名社工正邀請家裡所有成人走進會議室裡商討如何安排病人的身後事。大家都忽略了這名小兒子的需要。

我恰好經過走廊，看到這哭泣的畫面，便蹲下來陪小俊，聽他哭訴。

小俊是一個僅有八歲的小男孩，因為看著爸爸患病而逐漸衰退，他失控地吼著、嚷著，似乎想把自己的恐懼和焦慮全盤傾吐出來！

三天後，他的爸爸在眾多家人的陪伴下離開了人間。他那惶恐的哭泣神情，讓我的心一直惦記著他。

一個禮拜後，我去他家拜訪他。我們在他房裡聊聊天，說說繪本。他之前恐慌哭泣的表情已退去，留下的是落寞的神情。

擁有著成熟思維的他告訴我他失去的不只是爸爸，而是一個喜歡送禮物給他的爸爸。

恰逢耶誕節要到了，他坦言很想在耶誕節收到一份禮物：一輛紅色的玩具小跑車。

當他要禮物的時候，難免會想起父親。

他向家人表達了這份渴望。但是媽媽不願意買，哥哥、姊姊也都不願意買給他。

他們覺得父親剛去世，小俊就如此不孝，只想要禮物。他們不明白，也不想明白。

其實，一個會送禮物給小俊的父親，代表的是一個能夠讓小俊與愛及關懷連結的管道。如果這份連結沒有了，小俊當然會不斷地向其他人索求。

可是，我也不可以買給他，因為我是社工，不是他家人。何況我也不要他依賴我，把對爸爸的愛轉移到我的身上。

因此，我對他說：「你寫一封信給聖誕老人，告訴聖誕老人你失去爸爸的難過。你告訴他你很想要一份禮物，看看他是否能聽到你的聖誕願望？」

我還補充：「你要每天都為爸爸祈禱哦！祈禱爸爸離開痛苦，得到快樂。那麼，聖誕老人或許會送禮物給你哦！」

他連忙拿起筆，寫信之後，還叫我幫他轉寄。我當然不拒絕。

自此之後，小男孩幾乎每天都傳簡訊給我好幾次：「你說聖誕老人真的會來我家嗎？」他也問：「你覺得聖誕老人真的會送我禮物嗎？」

我的答案每天都是一樣：

「你要每天都祈禱，為爸爸祈福哦！那麼，聖誕老人就會送禮物給你哦！」

他的回應每天也都是一樣：「我每天都有祈禱啊！」

難題來了，我到底要送禮物，還是不送禮物呢？

在醫療團隊開會後，我向大家提出了這個難題。團隊裡，有人支持，有人反對。我鼓勵大家說說自己不同的看法。

最後團隊給我的決定是：「可以以聖誕老人的名義送玩具給男孩。可是以後，你還是要去處理小男孩失去父親，而不再得到父親的關懷所帶來的失落。如果可以的話，讓他和媽媽、姊姊、哥哥跟他有更好的連結。」

化哀傷為關愛的思念

耶誕節當天送完禮物，回到家，早上八點多。電話傳來簡訊，螢幕顯示著「小俊」。

簡訊寫著：「我收到了聖誕老人給我的禮物了！！！！！他把禮物放在我鞋子旁邊！！！是你嗎？？？？」用了很多驚嘆號，還有很多問號。

我故意不立即回應他，等到差不多早上十點正，我發簡訊給他：「哇！太神奇了。對不起，我剛醒來。聖誕老人買了什麼禮物給你？」

他說：「一輛小紅車。早知道我就寫我要大紅車啦！」

小紅車價錢新幣9.90，大紅車價錢新幣19.90。看起來人性本貪，不需要教育就會！

我說：「那你要謝謝聖誕老人哦！你要不要為聖誕老人做一些事情？」

他說：「怎麼做？我不知道聖誕老人會不會回來。」

我說：「下個月我再去你家的時候，我們再說吧。我好累哦。我其實還在睡覺啊……」

他最後傳來簡訊：「謝謝你，以量叔叔。」

我回應：「不客氣，小俊弟弟。」

躺在床上，蓋上被，我真的要睡覺去了，補回大清早還未睡足的眠。

後來我去小俊家拜訪時，我告訴他聖誕老人希望他也能夠在即將來臨的新年裡，準備禮物給媽媽、姊姊和哥哥。

小俊很有創意，他種了幾根大蔥。每一根蔥旁邊都黏著他寫給家人的小字條。他也多種了一根給父親，小字條上寫著：「爸爸，我想你。」

是的，在生命裡，思念是我們和亡者唯一可以做的連結。尤其是在節慶裡，思念的感覺最為強烈。

且讓我們的哀傷都能化為關愛的思念。

獨有的生命條碼

多年後，哀傷已經不痛了，卻留下了思念的疤痕，成了我連結父母給我的愛，也成了我獨有的生命條碼……

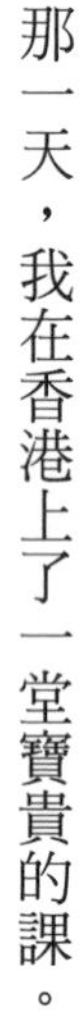

那一天，我在香港上了一堂寶貴的課。

來自以色列的教授，演說只有十五分鐘。他拿著麥克風，第一句話就說：「今天是我爸爸的忌日。」

不多描述，他就開始了哀傷輔導模式的闡述。

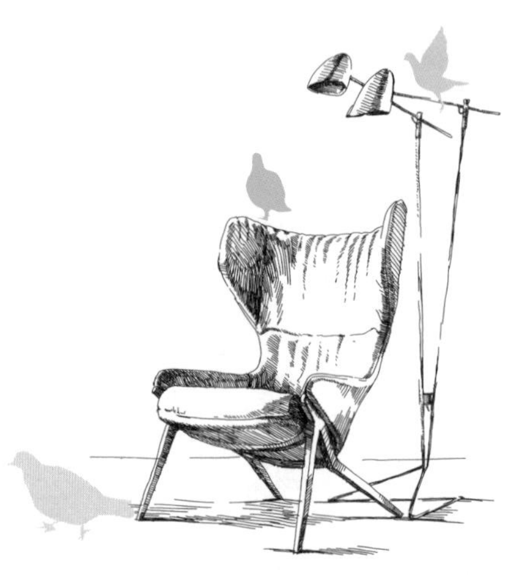

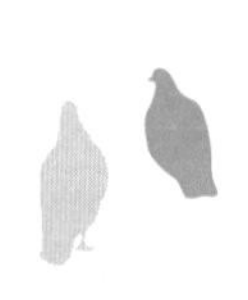

演說裡，他沒有說出父親的死因，也沒多說父親死後帶給他的衝擊。我從他在照片裡寫下的出生年分，算出他的父親死亡年齡是四十四歲，當時的他僅有六歲。這些數字告訴我眼前這位教授很小就失去父親，和母親相依為命。

他在演講裡強調：「你不需要和亡者說再見。你可以一直和他維持一段關係。如果你想要放下，你就放下；如果你想要聯繫，你就聯繫吧！」

我佩服他有如此深度的見地，讓亡者能夠留在活著的人心中。

生命流逝，情愛永續

講座完畢後，我走到台前和教授握手道謝：「感謝你在你父親忌日的今天，和我們說出你對哀傷的看法。謝謝你告訴我們可以和亡者繼續聯繫。我聽了，很有共鳴。我們華人的文化叫我們要放下，我們東方的社會一直要我們快點走出哀傷。唯有你和少數教授叮嚀我們要溫柔對待自己的哀傷。真的感謝你。」

六十幾歲的他紅著眼睛緊握住我的手，而我這位十三歲就失去父親的兒子，也同樣地緊握住他的手，我們之間，無須言語，已夠。

感謝，在這樣的互動裡，這一位長輩，用他的身教來啟蒙我、教育我。

教授演講的最後，如此說道：「Death ends a life, but love and friendship lives forever.」

死亡結束的只是生命，愛與情意永活心中。

不是傷痕，是特殊條碼

有一次，我在檳城做了一場十八分鐘的演說，談《善終》。在台上彩排時，我能夠深感爸爸、媽媽和那些曾經啟蒙我的個案們，全站在我的左右，陪著我完成那十八分鐘。

好幾度，我需要深呼吸，才能完成演說，因為我深覺自己很被恩寵。有這麼多貴人出現在生命裡，我真的不是普通的幸運。

爸爸的離世，對我的影響很是深遠。我十三歲，父親去世，我沒有和他說任何一句道別的話。出殯當天，他七孔流血地躺在棺木裡的畫面，讓我對死亡有了很大的恐懼。

我為了要更認識死亡，投入了安寧療護的行業，陪伴了無數個病人。從中，我體會了「善終」、「善別」及「善生」的重要性。這一切的體驗，大大地轉化了我對死亡的恐懼、對失落的哀傷。

站在台上，我說：「我彷彿感覺到，我的生命，活著，就是為了要窮極一生地去衝破恐懼，找到父親留給我的愛，好好地活下去。沒有我的父親，沒有他的死亡，我今天不會站在這裡，我把這一切的成就及榮耀歸給我的父親。」

完成了我的演說，接受了大家的掌聲，我鞠躬，走下台。

如果你問我：「你父母親去世了這麼多年，你也協助了那麼多病人面對死亡、陪伴了那麼多喪親者面對哀傷了，你失去父母親的哀傷，還在嗎？」

我會很誠實地回答你：「我失去父母親的哀傷依然在。」

「不會消失嗎？」

「不會的。」我會微笑地對著你說。

父母親去世這兩件事，對我而言，真像兩場大手術。

「還痛嗎？」

「不痛了。」

「有疤痕嗎？」

「有。」我還是會微笑地，這麼告訴你。

多年後，哀傷已經不痛了，卻留下了思念的疤痕。生命有兩道很深的疤痕，成了我連結父母給我的愛，也成了我獨有的生命條碼（life barcode）。

請主動去經歷你的哀傷。

這一切的失落與哀傷所帶來的成長，

相信我，

是值得的。

故事說完了。

謝謝。

國家圖書館預行編目資料

允許悲傷——最溫柔的療癒／馮以量著. --初版. --臺北市:寶瓶文化, 2016. 08
面； 公分. --(Restart；010)
ISBN 978-986-406-063-4(平裝)

1. 安寧照護 2. 生命終期照護 3. 通俗作品

419.825 105013437

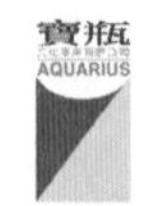

Restart 010

允許悲傷——最溫柔的療癒

作者／馮以量

發行人／張寶琴
社長兼總編輯／朱亞君
副總編輯／張純玲
主編／丁慧瑋
編輯／林婕伃・李祉萱
美術主編／林慧雯
校對／賴逸娟・陳佩伶・劉素芬・馮以量
營銷部主任／林歆婕　業務專員／林裕翔　企劃專員／顏靖玟
財務／莊玉萍
出版者／寶瓶文化事業股份有限公司
地址／台北市110信義區基隆路一段180號8樓
電話／(02)27494988　傳真／(02)27495072
郵政劃撥／19446403　寶瓶文化事業股份有限公司
印刷廠／世和印製企業有限公司
總經銷／大和書報圖書股份有限公司　電話／(02)89902588
地址／新北市新莊區五工五路2號　傳真／(02)22997900
E-mail／aquarius@udngroup.com

法律顧問／理律法律事務所陳長文律師、蔣大中律師
如有破損或裝訂錯誤，請寄回本公司更換
著作完成日期／二〇一五年
初版一刷日期／二〇一六年八月三日
初版四刷日期／二〇二四年九月十三日
ISBN／978-986-406-063-4
定價／二八〇元

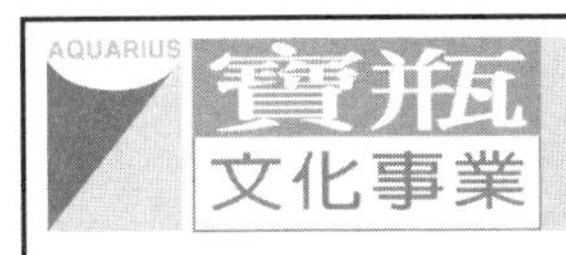

愛書人卡

感謝您熱心的為我們填寫，
對您的意見，我們會認真的加以參考，
希望寶瓶文化推出的每一本書，都能得到您的肯定與永遠的支持。

系列：Restart 010　**書名：允許悲傷——最溫柔的療癒**

1. 姓名：__________　性別：□男　□女

2. 生日：____年____月____日

3. 教育程度：□大學以上　□大學　□專科　□高中、高職　□高中職以下

4. 職業：__________

5. 聯絡地址：______________________________

   聯絡電話：__________　手機：__________

6. E-mail信箱：____________________

   □同意　□不同意　免費獲得寶瓶文化叢書訊息

7. 購買日期：____ 年 ____ 月 ____日

8. 您得知本書的管道：□報紙／雜誌　□電視／電台　□親友介紹　□逛書店　□網路

   □傳單／海報　□廣告　□其他

9. 您在哪裡買到本書：□書店，店名__________　□劃撥　□現場活動　□贈書

   □網路購書，網站名稱：__________　□其他__________

10. 對本書的建議：（請填代號　1. 滿意　2. 尚可　3. 再改進，請提供意見）

    內容：__________

    封面：__________

    編排：__________

    其他：__________

    綜合意見：______________________________

11. 希望我們未來出版哪一類的書籍：____________________

讓文字與書寫的聲音大鳴大放

寶瓶文化事業股份有限公司

（請沿此虛線剪下）

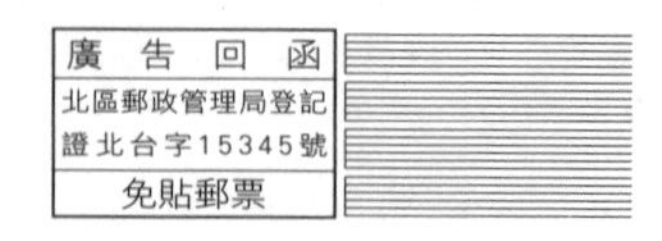

寶瓶文化事業股份有限公司　收

110台北市信義區基隆路一段180號8樓
8F,180 KEELUNG RD.,SEC.1,
TAIPEI.(110)TAIWAN R.O.C.

（請沿虛線對折後寄回，謝謝）